北京儿童医院
BEIJING CHILDREN'S HOSPITAL

福棠儿童医学发展研究中心
FUTANG RESEARCH CENTER
OF PEDIATRIC DEVELOPMENT

儿童健康
好帮手

儿童风湿免疫性疾病分册

总主编 倪 鑫 沈 颖

主 编 李彩凤 李小青

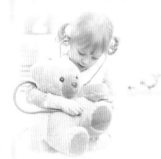

人民卫生出版社

图书在版编目（CIP）数据

儿童健康好帮手.儿童风湿免疫性疾病分册/李彩凤，李小青主编.—北京：人民卫生出版社，2020

ISBN 978-7-117-30057-5

Ⅰ.①儿…　Ⅱ.①李…②李…　Ⅲ.①儿童－保健－问题解答②小儿疾病－风湿性疾病－免疫性疾病－诊疗－问题解答　Ⅳ.①R179-44②R725.9-44

中国版本图书馆 CIP 数据核字（2020）第 111215 号

人卫智网	www.ipmph.com	医学教育、学术、考试、健康，购书智慧智能综合服务平台
人卫官网	www.pmph.com	人卫官方资讯发布平台

儿童健康好帮手——儿童风湿免疫性疾病分册

主　　编：李彩凤　李小青
出版发行：人民卫生出版社（中继线 010-59780011）
地　　址：北京市朝阳区潘家园南里 19 号
邮　　编：100021
E - mail：pmph @ pmph.com
购书热线：010-59787592　010-59787584　010-65264830
印　　刷：北京顶佳世纪印刷有限公司
经　　销：新华书店
开　　本：787×1092　1/32　印张：7.5
字　　数：116 千字
版　　次：2020 年 8 月第 1 版　2020 年 8 月第 1 版第 1 次印刷
标准书号：ISBN 978-7-117-30057-5
定　　价：39.00 元
打击盗版举报电话：010-59787491　E-mail：WQ @ pmph.com
质量问题联系电话：010-59787234　E-mail：zhiliang @ pmph.com

编者

（按姓氏笔画排序）

王　江　首都医科大学附属北京儿童医院

邓江红　首都医科大学附属北京儿童医院

邝伟英　首都医科大学附属北京儿童医院

朴玉蓉　首都医科大学附属北京儿童医院

李　丹　西安市儿童医院

李　妍　首都医科大学附属北京儿童医院

李　超　首都医科大学附属北京儿童医院

李小青　西安市儿童医院

李亚蕊　山西省儿童医院

李彩凤　首都医科大学附属北京儿童医院

张俊梅　首都医科大学附属北京儿童医院

周怡芳　首都医科大学附属北京儿童医院

钱小青　南京医科大学附属儿童医院

韩彤昕　首都医科大学附属北京儿童医院

檀晓华　首都医科大学附属北京儿童医院

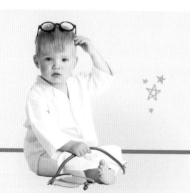

总序

Preface

2016 年 5 月,国家卫生和计划生育委员会(现称为国家卫生健康委员会)等六部委联合印发《关于加强儿童医疗卫生服务改革与发展的意见》的文件,其中指出:儿童健康事关家庭幸福和民族未来。加强儿童医疗卫生服务改革与发展,是健康中国建设和卫生事业发展的重要内容,对于保障和改善民生、提高全民健康素质具有重要意义。文件中对促进儿童预防保健提出了明确要求,开展健康知识和疾病预防知识宣传,提高家庭儿童保健意识是其中一项重要举措。

为进一步做好儿童健康知识普及与宣教工作,由国家儿童医学中心依托单位——首都医科大学附属北京儿童医院牵头,联合福棠儿童医学发展研究中心 20 家医院知名专家,共同编写了"儿童健康好帮手"系列丛书。本套丛书共计 22 分册,涵盖了儿科 22 个亚专业中的常见疾病。

本套丛书从儿童常见疾病及家庭常见儿童健康问题入手,以在家庭保健、门诊就医、住院治疗等过程中家长最关切的问题为重点,以图文并茂的形式,从百姓的视角,用通俗易懂的语言进行编写,集科学性、实用性、通俗性于一体。

本套丛书可作为家庭日常学习使用,也可用于家长在儿童患病时了解更多疾病和就医的相关知识。本套丛书既是家庭育儿的好帮手,也是临床医生进行健康宣教的好帮手。希望本套丛书能够在满足儿童健康成长,提升身体素质、和谐医患关系等方面发挥更大的作用!

总主编

2020 年 7 月

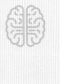

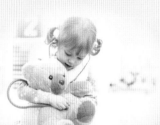

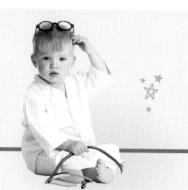

前言

Foreword

　　风湿免疫性疾病是一大类疾病的总称,是一组以侵犯关节、骨骼、肌肉、血管及有关软组织或结缔组织为主的疾病。由于儿童免疫系统发育的特点,儿童风湿免疫性疾病较成人涵盖范围更为复杂,包括因免疫缺陷、自身免疫、炎症反应等引起的一系列涉及全身多个系统的疾病。常见的儿童风湿免疫性疾病有幼年特发性关节炎、儿童系统性红斑狼疮、幼年皮肌炎、儿童系统性血管炎、混合性结缔组织病、风湿热等。儿童风湿免疫性疾病具有早期诊断困难,病程迁延,致死率、致残率高等特点,常常治疗花费大,疗程长,严重影响患儿及其家庭的生活质量。

　　"什么是风湿病? 为什么我家孩子会得风湿病? 这种病怎么治疗? 药物副作用大不大? 预后怎么样? 得了这个病我们需要注意些什么? "——这些问题一直困扰着患儿的家长。家长对疾病的了解和重视程度与孩子的治疗效果密切相关。加强家长对于儿童风湿免疫性疾病的认识,有助于疾病早期的诊断、规律的治疗、合理的护理,可以有效降低患儿疾病的复发,改善患儿的生活质量。所以为了满足家长对风湿免疫性疾病相关知识的需求,我们编写了本书。

本书以提问回答的方式,选取了儿童风湿免疫性疾病基础知识的相关问题、患儿诊疗过程及日常护理中的常见问题、家长最为关心的问题等共 180 余个问题,对儿童常见的风湿免疫性疾病进行了全面的介绍。本书共分为三个部分:家庭健康教育指导、门诊健康教育指导、住院患儿健康教育指导。编者注重实用性、科学性,用深入浅出、通俗易懂、图文并茂的表达方式对上述问题进行了详细的回答,为家长排忧解惑。希望广大家长能通过本书获得更多的知识,能够更为正确地认识儿童风湿免疫性疾病,使患儿在日常生活中得到更好的随访和护理。本书不仅适合于风湿免疫性疾病患儿家长,也可作为儿童风湿免疫性疾病专业医生的教材和参考书。

父母多懂一些知识,孩子就多获一些健康!让我们一起为风湿免疫性疾病患儿的健康努力!

李彩凤　李小青

2020 年 7 月

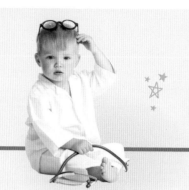

目录

Contents

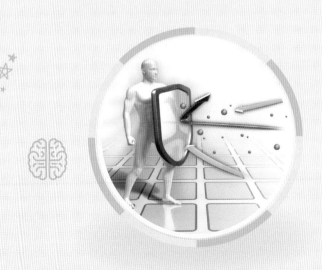

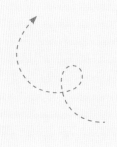

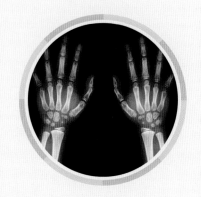

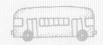

43 PART 2
门诊健康教育指导

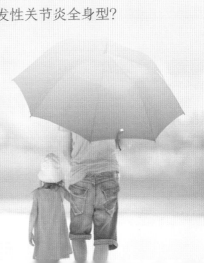

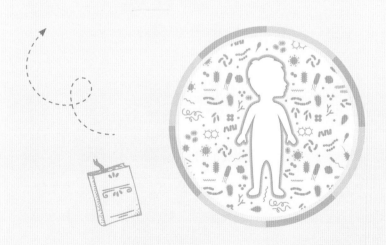

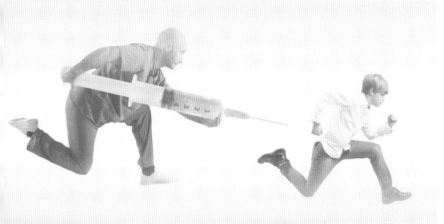

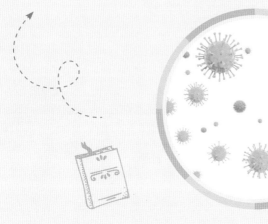

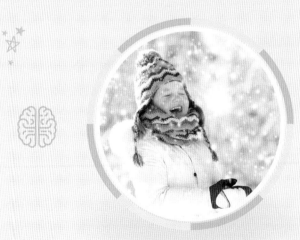

111 PART 3
住院患儿健康教育指导

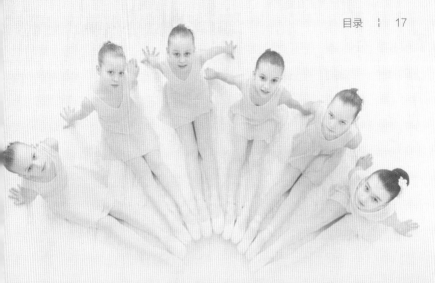

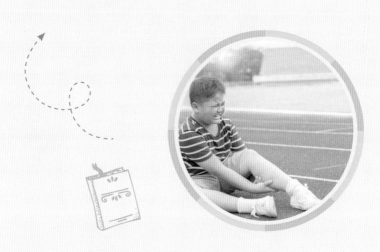

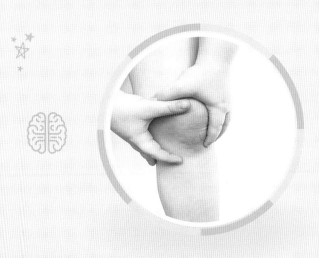

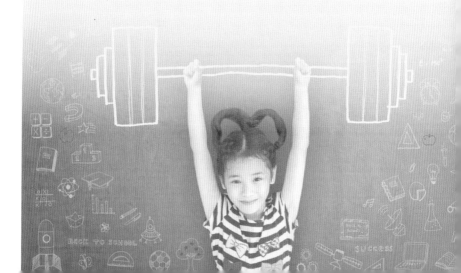

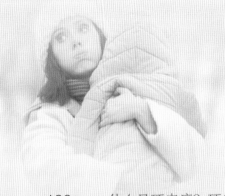

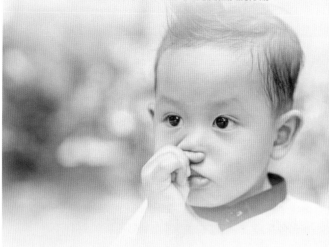

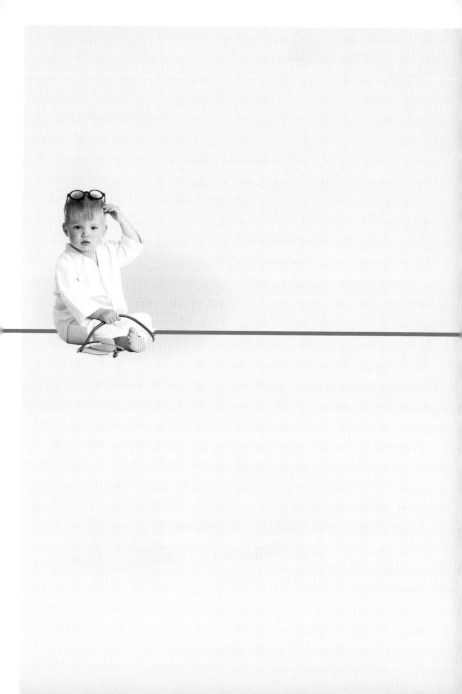

PART 1

家庭健康教育指导

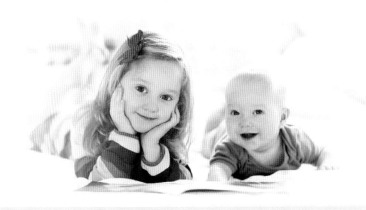

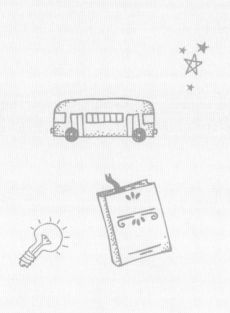

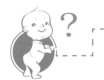

什么是免疫?

　　免疫是人体的一种生理功能,可以使机体识别、消除抗原性物质,维持自身生理平衡与稳定。

　　抗原性物质包括进入人体的病原微生物,比如细菌、病毒等,也包括自身的一些细胞和组织,后者为在胚胎期未与免疫系统充分接触的自身成分,如眼晶状体、脑组织等,在外伤、感染等情况下,与免疫系统接触,引起免疫反应导致自身免疫疾病。

　　免疫反应通常对人体有利,但有时也会对人体造成伤害。正常情况下,免疫系统清除进入人体的病原微生物,起保护作用。有时在这过程中,免疫反应过高或过低,都会对自身造成伤害。

　　免疫包括:一是生来就有的非特异性免疫,比如我们的皮肤黏膜就是抵御病原体入侵的第一道防线;二是生后接触了病原体逐渐建立的特异性免疫,比如我们熟知的疫苗接种。

免疫系统由什么组成？

人类在发育和进化过程中逐渐建立并完善了庞大而复杂的免疫系统,就像一个国家的军队一样,免疫系统时刻发挥着对身体防御、监视及自稳的功能,保护我们的机体免受病原体的危害。

❀ **免疫器官**:中枢免疫器官——胸腺、骨髓,是免疫细胞产生和成熟的场所;外周免疫器官——淋巴结、脾脏、扁桃体;在孩子发热感冒时,经常会有扁桃体发炎,淋巴结肿大,这些都是外周免疫器官发挥作用的表现。

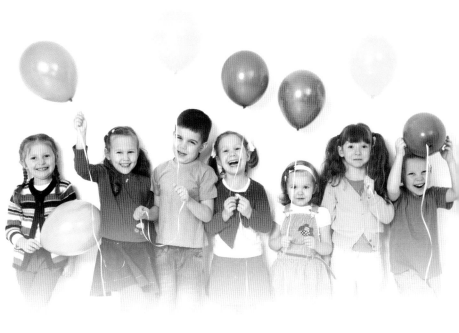

🌼 **免疫组织**:常见的有皮肤与黏膜、血脑屏障、胎儿时期的胎盘屏障。

🌼 **免疫细胞**:分为特异性免疫细胞和非特异性免疫细胞。前者包括 T 细胞和 B 细胞,后者有单核 - 巨噬细胞、自然杀伤细胞、树突状细胞及红细胞等,免疫细胞犹如在前线奋战的战士。

🌼 **免疫分子**:分为体液中的免疫分子和膜结合免疫分子。前者包括补体、抗体及细胞因子等;后者包括 MHC 分子、黏膜分子、CD 分子及多种受体分子等。

免疫反应是否都有利于机体?

不是。免疫反应具有双面性,正常的免疫反应是主动识别并清除入侵人体的病原微生物,维护机体生理平衡和自身稳定,对机体是有益的。但有时在这过程中,免疫反应出现异常,对机体造成伤害。免疫反应过高,

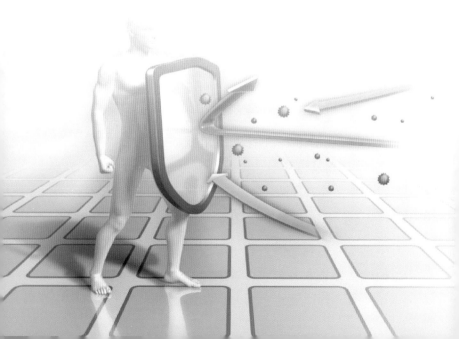

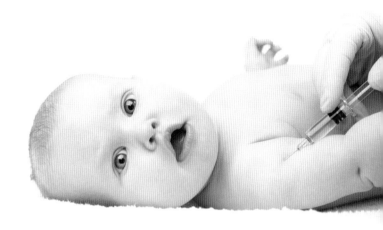

可导致超敏反应,比如我们常见的青霉素过敏等。机体免疫反应过低、有先天性或继发性的免疫缺陷,病原体入侵机体就像敌人杀入了无兵之城,导致反复的感染,甚至肿瘤。

此外,正常的免疫系统可以清除自身衰老、损伤或突变的细胞,在一些感染、遗传等因素作用下,这种反应过强,导致自身本来正常的组织细胞受损,引起自身免疫性疾病,比如严重影响生活质量的幼年特发性关节炎,以及小孩子常见的"紫癜"(特发性血小板减少性紫癜)。

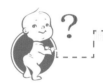

什么是自身免疫反应?

正常情况下,机体自身组织细胞可以产生少量的自身抗原。我们的免疫系统具有识别"自己"与"非己"抗原物质的能力,对自身组织产生的抗原不产生或只产生极微弱的免疫应答反应,借以保证自身细胞成分不受机体免疫反应的攻击而造成损伤,这种情况叫做免疫耐受。

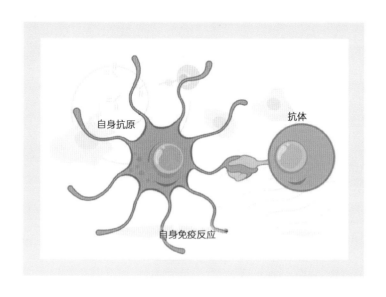

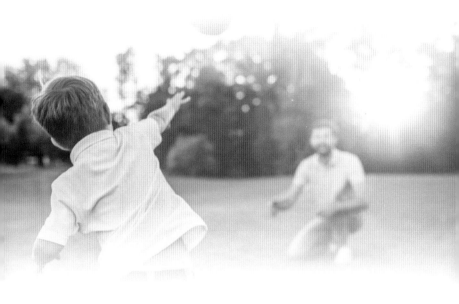

　　针对自身组织抗原产生的免疫反应就叫做自身免疫反应。自身免疫反应在正常情况下,有助于清除体内衰老退变或畸变的自身细胞成分,并且对免疫反应起着调节作用。

　　但在某些情况下,自身耐受遭受破坏,免疫系统对自身组织成分产生了明显的免疫应答反应,超越了生理的限度或持续时间过久,造成自身组织损伤和相应的功能障碍,导致疾病的发生,就像本来保护我们的战士不分敌我,伤害自己的人民。

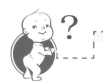

什么是自身免疫性疾病?

自身免疫病就是自身免疫反应超过了一定的限度,或者持续时间太长,造成组织器官损伤和相应功能障碍,这一类疾病就称为自身免疫疾病。

关于自身免疫性疾病的发病原因到现在都没有很清楚的解释,大多认为是在多种致病因素作用下,破坏了机体自身耐受状态,出现免疫紊乱而导致的,这些因素包括外界环境因素、家族遗传倾向、内分泌因素或性别(女性较男性好发)等。

比如我们常见的类风湿性关节炎,很多患儿血清抗体检测阳性,也就是类风湿因子(RF)阳性,RF即为针对体内一种变性的蛋白(IgG)所产生的抗体,从而发生自身免疫反应,最终导致疾病发生。

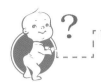

什么是风湿性疾病?

风湿性疾病泛指影响骨、关节及其周围软组织,如肌肉、滑囊、筋膜、神经等的一组疾病,其中大多属于自身免疫性疾病,但也有一部分与自身免疫无关,比如痛风。

广义的风湿性疾病已有 100 多种,包括了感染性、免疫性、代谢性、内分泌性、遗传性、退行性、肿瘤性、中毒性等多种原因引起的疾病。

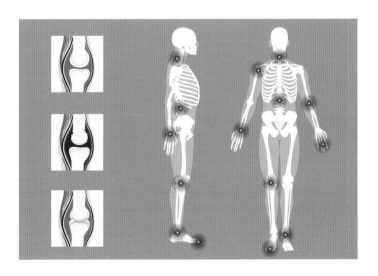

　　狭义上的范畴限于内科与免疫相关范畴的几十种疾病。其中有些病还是跨学科的,如痛风、骨性关节病、感染性关节炎等。

　　风湿性疾病发病多较隐蔽而缓慢,病程较长,且大多具有遗传倾向。诊断及治疗均有一定难度,血液中多可检查出不同的自身抗体,对非甾体抗炎药(常见的有阿司匹林、布洛芬等)、糖皮质激素和免疫抑制剂有较好的短期或长期的缓解性反应。

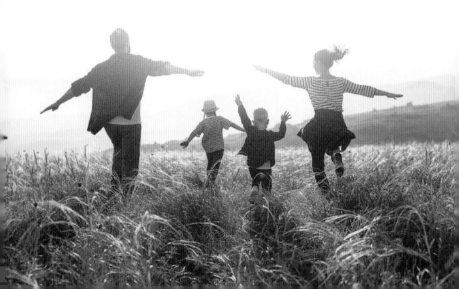

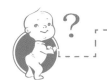

长期发热就是风湿病吗?

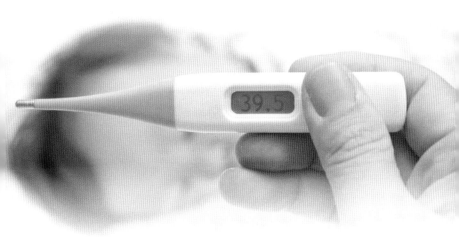

　　一般情况下,小儿腋下温度超过 37.4℃即可认为是发热。长期发热是指发热超过 2 周以上。小儿长期发热的原因非常复杂,风湿病仅仅是其中的一种。主要原因分两大类:感染性因素和非感染性因素。

　　感染是小儿发热的最常见原因,可由病毒、细菌、支原体、立克次体、螺旋体、寄生虫等各种病原体感染引起。其中可能引起长期高热的疾病主要有脓毒血症、肺炎、脓胸、感染性心内膜炎、肾盂肾炎、传染性单核细胞增多症等。一些传染病,如结核病、伤寒、副伤寒、疟疾、黑热病、血吸虫病、布氏杆菌病等,也能引起长期高热。

一些非感染性疾病也能引起儿童长期发热,如风湿热、幼年特发性关节炎、系统性红斑狼疮等结缔组织病,某些药物或生物制剂、异体组织等引起的变态反应,白血病或其他恶性肿瘤等均可引起长期高热或低热。另外,一些中枢神经系统疾病如颅脑损伤、脑肿瘤、蛛网膜下腔出血等疾病,可使体温中枢调节失常,导致长期发热。癫痫持续状态、甲状腺功能亢进,可使机体产热过多而致发热。广泛性皮炎、先天性外胚层发育不良等,可因机体散热减少而致发热。

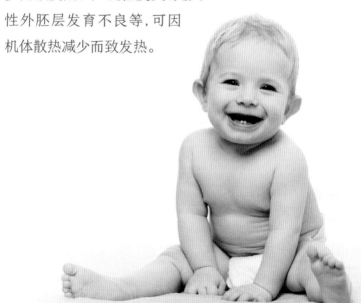

风湿免疫病是免疫力低吗？
需要口服增加免疫力的药物吗？

风湿性疾病是我们的免疫系统丧失了对自身组织的耐受性，产生免疫反应并导致组织的损伤。在发病过程中，机体免疫反应是失衡的，口服增强免疫力的药物会更加增强免疫反应，不仅达不到治疗风湿性疾病的效果，还会加重病情，治疗中，我们应该用免疫调节剂甚至免疫抑制剂。

为什么孩子会得风湿性疾病？

引起风湿性疾病的病因多种多样，至今仍没有明确的解释，目前已知的可能病因有：

🌼 **遗传因素**：风湿性疾病，特别是结缔组织病，遗传及患儿易感性与疾病的表达密切相关，对疾病的早期或不典型病例及预后都有一定的意义。

🌼 **感染因素**：根据多年来的研究阐明，多种感染因子、微生物产生的抗原或超抗原，可以直接或间接激发或启动免疫反应。

🌼 **内分泌因素**：研究证明，雌激素和孕激素的失调与多种风湿病的发生有关。

🌼 **环境与物理因素**：如紫外线可以诱发系统性红斑狼疮。

🌼 **其他**：某些药物。

其中遗传因素是引起风湿性疾病的重要因素，但该类疾病并不是完全由遗传因素导致，而且父母任一方有该类疾病也不一定会遗传给后代，这是由多种因素综合导致的。

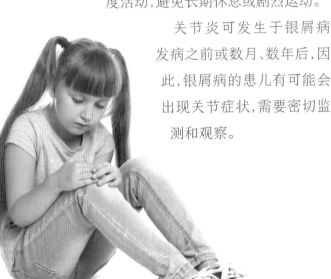

如何保护关节？
孩子得了银屑病会影响关节吗？

感染和外伤往往是儿童关节病的诱因，因此，对于儿童而言，避免关节局部感染和外伤是保护关节的关键，同时还需适度活动，避免长期休息或剧烈运动。

关节炎可发生于银屑病发病之前或数月、数年后，因此，银屑病的患儿有可能会出现关节症状，需要密切监测和观察。

什么人易患幼年强直性脊柱炎？

8～10岁的男孩，尤其是有强直性脊柱炎家族史和HLA-B27阳性的患儿易患幼年强直性脊柱炎。

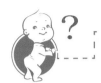

皮疹仅仅是皮肤病吗？

　　不仅仅是皮肤病才会有皮疹，一些感染性疾病、变态反应性疾病和风湿性疾病等也会出现皮疹。

　　🌼 **病毒感染**：如麻疹、风疹、幼儿急疹、手足口病、传染性单核细胞增多症、水痘、天花。

　　🌼 **细菌感染**：如猩红热、流行性脑脊髓膜炎、伤寒和副伤寒、脓毒血症、脓疱疮。

　　🌼 **其他病原体感染**：如钩端螺旋体病、先天梅毒、斑疹伤寒、白色念珠菌病。

　　🌼 **变态反应性疾病**：如血清病、药物疹、丘疹样荨麻疹。

　　🌼 **风湿性疾病**：如川崎病、渗出性多形性红斑、过敏性紫癜、幼年特发性关节炎、风湿热、系统性红斑狼疮、幼年皮肌

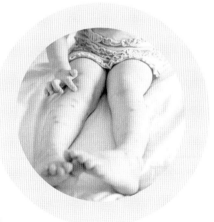

炎、结节性多动脉炎、肠病性肢端皮炎、表皮坏死松解症等。

🌼 **维生素缺乏症**:如维生素 A 缺乏症。

🌼 **血液病**:如免疫性血小板减少性紫癜、白血病等。

如果除皮疹外还有其他症状,如发热、眼红、关节肿痛等,就要注意是否是其他疾病的皮肤表现,及早就诊,以免延误病情。

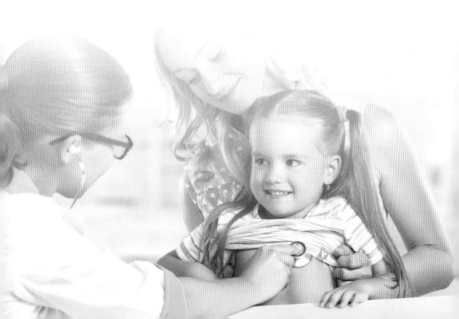

关节病变的基本征象有哪些？
关节肿痛需注意什么疾病？

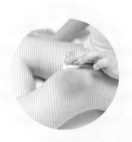

关节病变的基本征象有关节肿胀、关节疼痛、关节积液、关节局部皮温增高、关节变形等。

关节肿痛需注意结缔组织病如幼年特发性关节炎、系统性红斑狼疮、混合结缔组织病，还有关节局部感染如化脓性关节炎、结核性关节炎及血液肿瘤性疾病如白血病、淋巴瘤和骨关节肿瘤等。

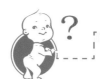

晨僵是怎么回事?

晨僵是指幼年特发性关节炎患儿晨起出现的关节疼痛、活动受限加重现象,经活动后可逐渐缓解。

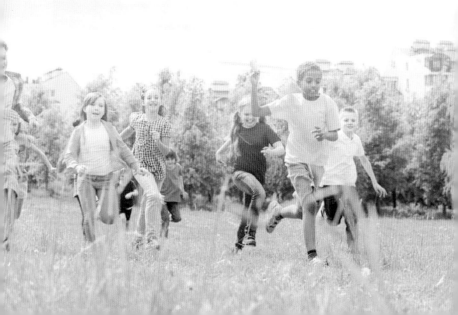

孩子经常诉说腿疼，
是得了关节炎吗？

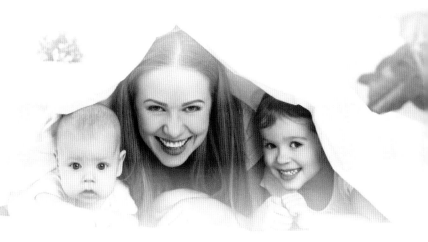

幼儿甚至学龄前儿童有时会说腿疼，有可能是生长痛，不一定是关节炎，但要注意有无关节肿胀、积液、活动受限等，如有需要及时就诊。

如果是男性青少年腰背痛、腿痛需注意与附着点炎症相关的关节炎。

如果经常足跟痛或足底痛需注意与附着点炎症相关的关节炎。

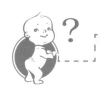

反复鼻窦炎需注意什么疾病？

反复的鼻窦炎需要注意韦格纳肉芽肿，这是一种自身免疫性疾病，可有上呼吸道、肺及肾脏的病变。其中上呼吸道主要表现为鼻炎、鼻窦炎等，患儿的表现主要是长期、慢性流鼻涕，可以是脓性鼻涕，一般治疗效果不好，而且还会反反复复地出现，严重的还会出现鼻中隔穿孔，就是两个鼻孔之间的隔断会穿孔，还可能出现鼻骨的破坏，从外表就能看出鼻梁塌了。所以，如果有鼻窦炎反复治疗不愈，需要注意韦格纳肉芽肿。

明显脱发是风湿病吗?

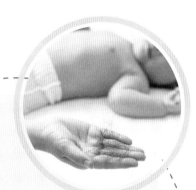

　　若孩子明显脱发,需
警惕风湿性疾病,特别是系统性红斑狼疮
的可能。但诊断风湿性疾病还需要其他标
准,同时需要排除其他疾病。单纯脱发不
能诊断为风湿病。

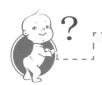

肌肉无力是风湿病吗?

风湿性疾病如皮肌炎／多发性肌炎、系统性红斑狼疮、混合性结缔组织病等都可以表现为肌无力、肌肉疼痛等。但其他疾病也可以出现肌无力的症状,如重症肌无力、进行性肌营养不良、多发性神经根炎、脊髓灰质炎及脊髓炎等神经科疾病。所以,肌肉无力不一定是风湿病。

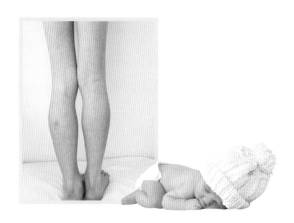

口干、眼干是什么病?
需要检查吗?

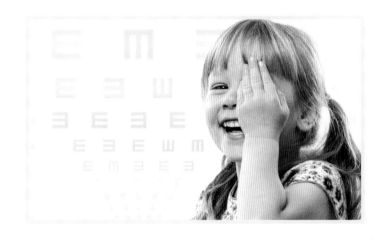

　　口干、眼干有可能是干眼症,长期的口干、眼干可能为干燥综合征。干燥综合征通常表现为讲话及进食固体时需频繁饮水;舌面光滑、干裂或溃疡;出现口腔菌群失调、真菌感染等。眼部表现为干燥性角结膜炎,包括眼干涩、异物感、泪少、畏光、眼易疲劳、视力下降等。

　　建议进一步完善眼部及口腔的相关检查,如泪腺分泌实验、腮腺造影、唇腺活检等。

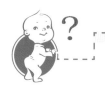

孩子生后就反复感染
是免疫缺陷病吗？

免疫缺陷最常见的表现是感染,表现为反复、严重、持久的感染。不常见和致病力低的细菌常为感染原。起病年龄 1 岁以内占 40%,T 细胞缺陷和联合免疫缺陷病于出生后不久发病,以呼吸道最常见,也见于复发性或慢性中耳炎、鼻窦炎、结合膜炎、支气管炎或肺炎,其次为胃肠道,如慢性肠炎。皮肤感染可为脓疖、脓肿或肉芽肿,也可为全身感染,如败血症、脓毒血症、脑膜炎和骨关节感染等。所以生后反复感染尤其是严重的呼吸道或全身感染,需警惕免疫缺陷病,需要进行免疫缺陷病的相关筛查,如细胞或体液免疫功能、补体及吞噬功能检查等。

孩子每月反复呼吸道感染是免疫功能低下吗？

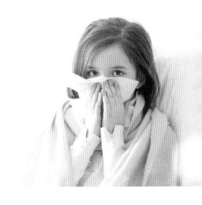

反复呼吸道感染是指1年之内发生上、下呼吸道感染频繁，超出正常范围。具体是指0～2岁儿童反复上呼吸道感染多于7次/年,2～5岁儿童上呼吸道感染多于6次/年,5～14岁儿童上呼吸道感染多于5次/年,下呼吸道感染多于2次/年。反复上呼吸道感染多与护理不当、入托幼机构起始阶段、缺乏锻炼、迁移住地、环境污染及营养成分不合理有关,部分与鼻咽部慢性病灶有关。反复下呼吸道感染可见于支气管肺发育异常、先天性心脏病、支气管扩张、胃食管反流及原发免疫缺陷病,需根据病因和临床表现鉴别。

反复口腔溃疡应该
看风湿科吗？

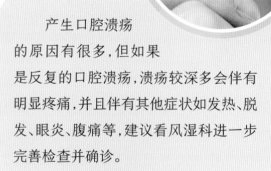

　　产生口腔溃疡的原因有很多，但如果是反复的口腔溃疡，溃疡较深多会伴有明显疼痛，并且伴有其他症状如发热、脱发、眼炎、腹痛等，建议看风湿科进一步完善检查并确诊。

反复虹膜睫状体炎为什么要看风湿科?

　　因为风湿科的一些疾病是虹膜睫状体炎的重要原因,比如幼年特发性关节炎、白塞病及 BLAU 综合征等,都可以出现虹膜睫状体炎。但这些疾病除了虹膜睫状体炎外,还有各自的特点,比如关节肿胀、口腔溃疡等,如果仅仅治疗虹膜睫状体炎,而不针对原发病进行治疗,眼睛的病变很难治好。所以,如果虹膜睫状体炎反复治疗效果不好,需要看风湿科,以便及早发现是否有风湿性疾病的迹象。

哪些疾病会出现"网状青斑"？

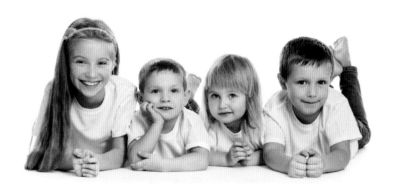

　　一些风湿免疫性疾病,如血管炎、系统性红斑狼疮等会出现网状青斑,表现为皮肤表面的紫红色网状的斑点,用手按压,颜色可变浅。在寒冷的情况下,可能会加重。

孩子每年患冻疮是风湿病吗?

　　若常年冻疮,考虑孩子可能存在血管炎症,需警惕风湿性疾病,如系统性红斑狼疮、幼年皮肌炎等,可到风湿性疾病专业门诊就诊以进一步确定。

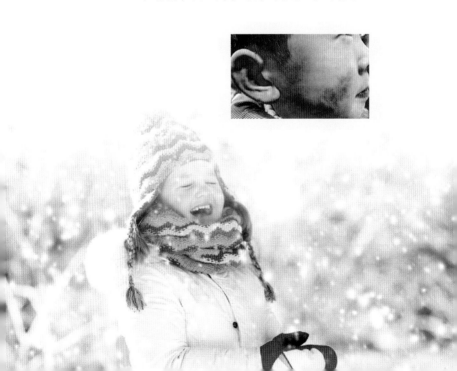

反复贫血、白细胞减少就是血液病吗？

　　若孩子多次查血常规,提示反复贫血、白细胞减少,首先需要考虑血液系统疾病,如急性白血病、再生障碍性贫血等。但同时需要考虑免疫破坏所造成的两系减低,需注意孩子除血常规异常外,有无其他症状、体征,进一步完善相关检查协助诊断及鉴别诊断。

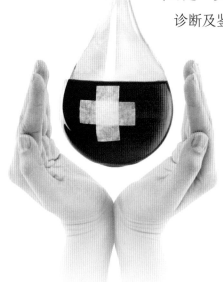

为什么孩子溶血性贫血
要看风湿科？

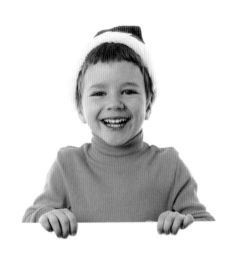

导致溶血性贫血的病因很多，风湿免疫性
疾病如系统性红斑狼疮等可以导致溶血性贫
血，需注意孩子有无风湿性疾病的其他表现，
进一步行自身抗体、补体等检查协助诊断。

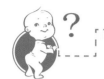

为什么孩子血小板减少
要看风湿科?

导致血小板减少的病因很多,风湿免疫性疾病如系统性红斑狼疮等可因免疫破坏而导致血小板减少,需注意孩子有无风湿性疾病的其他表现,进一步行自身抗体、补体等检查协助诊断。

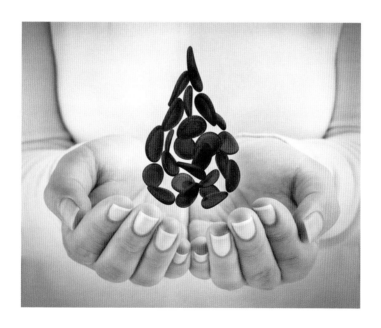

孩子下肢皮肤硬化
需考虑什么病？

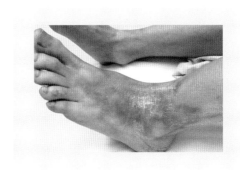

　　下肢皮肤硬化主要见于局限性硬皮病（肢体带状硬皮病）、嗜酸细胞性筋膜炎、硬肿病等。局限性硬皮病是以真皮增厚或硬化伴皮下脂肪缺失为特征的一组疾病。嗜酸细胞性筋膜炎是一种少见的，主要以筋膜发生弥漫性肿胀、硬化为特点的疾患。皮肤改变为最早表现，以肢体皮肤肿胀、绷紧发硬起病，或兼有皮肤红斑及关节活动受限，病变部位以下肢尤以小腿下部多见，其次为前臂、大腿，少数从腰腹部、足背等处起病。硬肿病常起病于颈项部，随后波及面、躯干，最后累及上、下肢，皮损呈弥漫性非凹陷性肿胀、发硬，发病前常有上呼吸道感染史。

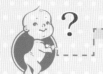

孩子出现皮肤及皮下脂肪萎缩是风湿病吗?

皮肤及皮下脂肪萎缩常见于以下几类疾病:婴儿远心性皮下脂肪营养不良,局限性硬皮病等。婴儿远心性皮下脂肪营养不良的特征是:皮下脂肪缺失导致局部皮肤凹陷,主要累及双侧腹股沟区、腹部、腰部或腋下、前胸、肋部皮肤;凹陷部位远心性扩大;损害边缘在发病初期有轻度潮红、鳞屑样改变;大部分患儿在 3 岁以前发病;其他部位皮肤及内脏器官无异常改变。局限性硬皮病,是以真皮增厚或硬化伴皮下脂肪缺失为特征的一组疾病。如为婴儿远心性皮下脂肪营养不良则属于皮肤病的范畴。

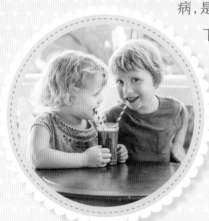

什么是自身抗体？
其存在能否致病？

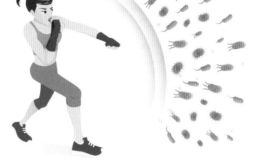

自身抗体是指针对自身组织、器官、细胞及细胞成分的抗体。人体的生长、发育和生存有完整的自身免疫耐受机制的维持，正常的免疫反应有保护性防御作用，即对自身组织、成分不发生反应。一旦自身耐受的完整性遭到破坏，则机体视自身组织、成分为"异物"，而发生自身免疫反应，产生自身抗体。正常人体血液中可以有低滴度的自身抗体，但不会发生疾病，但如果自身抗体的滴度超过某一水平，就可能对身体产生损伤，诱发疾病。

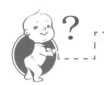

激素治疗会对孩子的
生长发育造成影响吗？

人工合成的激素因其具有强大的抗感染和免疫抑制疗效,而广泛应用于许多风湿性疾病的治疗。然而,激素是一把"双刃剑",长期使用、使用不当等可导致一系列副作用,如高血压、高血糖、骨质疏松、生长缓慢等。可在专业医师指导下改变药物种类、给药途径及给药方法,从而降低药物的副作用。有研究结果显示,患儿的生长激素分泌紊乱可在停用肾上腺糖皮质激素6个月后恢复正常,另外,重组人生长激素治疗则可以提高此类患儿的生长速度,改善其发育状况。

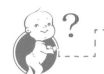

为什么不能自行停用激素？

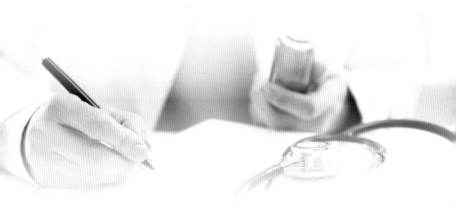

　　长期应用糖皮质激素治疗时,症状已基本控制,若药物减量过快或突然停药,原有疾病的症状可能迅速复发或加重,称为"反跳现象"。如恢复糖皮质激素的用量和治疗,反跳症状可缓解,待症状完全控制后,再逐渐减少药物乃至停药。另外,短期应用大量糖皮质激素治疗突然停药后,可出现情绪消沉、发热、恶心、呕吐、全身乏力、肌肉和关节酸痛与肌强直等症状,称为"激素停药综合征"。激素停药综合征甚至可发生于停药一年之后。因此,激素的减停必须在专科医师指导下进行。

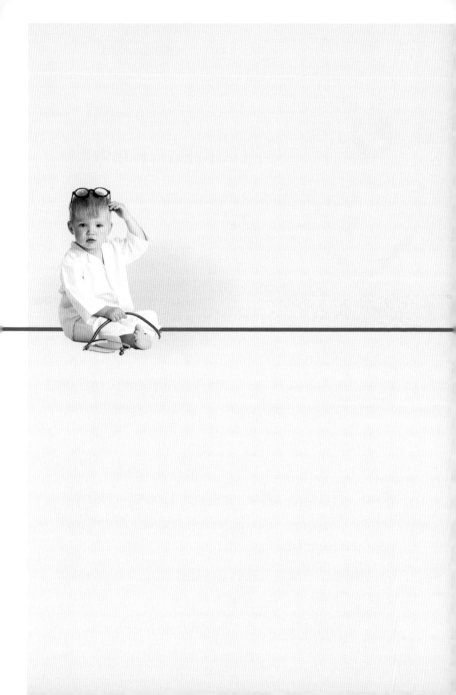

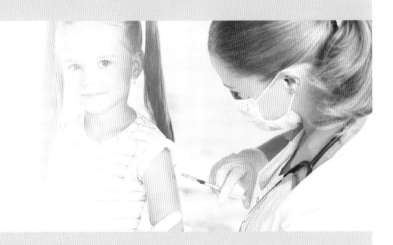

PART 2

门诊健康教育指导

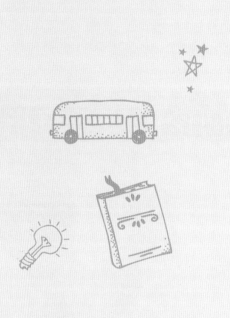

出现什么情况需要看
风湿科门诊?

一般来说,以下症状出现时,应该去风湿科门诊,以筛查是否有风湿性疾病:

🌼 **关节肿痛:**如幼年特发性关节炎、过敏性紫癜等。

🌼 **不明原因的长期发热:**经抗生素或抗结核治疗无效,并排除肿瘤者,一定要考虑风湿免疫病的可能。

🌼 **腰痛、足跟痛或其他肌腱端部位疼痛:**如与附着点炎症相关的关节炎。

🌼 **肝脏、肺、肾脏、中枢等多系统或脏器损害:**注意系统性红斑狼疮、系统性血管炎、系统性硬化症等。

🌼 **难治性反复感染:**注意原发或继发性免疫功能低下。

🌼 **皮肤红斑、结节、紫癜:**如系统性红斑狼疮。

🌼 **肌肉疼痛、肌无力:**如幼年皮肌炎。

✿ **雷诺现象**：雷诺现象就是遇冷或情绪改变时出现双手或双足变白，温暖或情绪稳定后变红，最后转为正常颜色，如小血管炎、混合性结缔组织病。

✿ **口眼干燥**：多见于原发或继发性干燥综合征。

✿ **复发性眼炎、外生殖器溃疡和口腔溃疡**：注意白塞病。

✿ **多次检查发现血白细胞、红细胞、血小板一项或几项低于正常者**：注意系统性红斑狼疮。

✿ **其他表现如**：腊肠指（趾）、局部或全身皮肤硬化、结节样红斑、光过敏、复发性血栓形成、关节或肌肉僵硬、复发性耳郭肿痛、复发性流脓性或血性鼻涕、全身性疼痛伴失眠及肢体怕凉、怕冷等均有可能为某种风湿免疫病的表现。

总之，风湿免疫病的表现多种多样，以上只是一些常见表现，希望广大的患儿及家长能时刻警惕，及时到风湿免疫病专科就诊，避免漏诊和误诊。

孩子得了过敏性紫癜，
家长在护理中应注意什么问题？

　　孩子得了过敏性紫癜，家长应多与患儿谈心，给予安慰鼓励，消除患儿的忧虑、恐惧、自卑心理，增强战胜疾病的信心。观察皮疹部位、数量和形态，是否有新出皮疹，记录在案，以备对疾病做出合理判断。保持皮肤清洁，防擦伤和抓伤，如有破溃应及时处理，防止出血和感染。

　　注意每天开窗通风，床单、被罩和衣服要以纯棉柔软为主，禁止穿毛类和化纤类衣物，且衣物要勤洗勤晒，保持衣物清洁干燥。

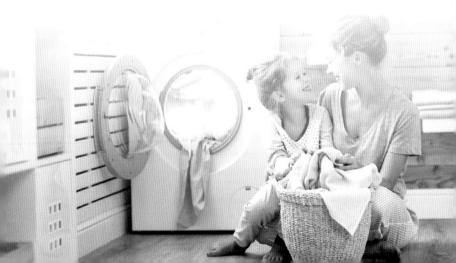

食物过敏是引起此病的一个重要原因,饮食控制非常重要,不能乱吃食物及暴饮暴食。饮食忌食辛、辣、刺激性食物,禁食海鲜及已过敏的食物,病期不吃过去没有吃过的食物。初期饮食量应由少到多,病情稳定 1 个月左右,可逐渐恢复患儿的正常饮食。

对关节肿痛患儿,注意关节疼痛、肿胀情况,适当限制患儿运动,避免患肢热敷,保持患肢功能位置。腹痛时应尽量卧床,避免强行按摩、局部热敷,注意观察有无便血情况,腹痛较重或大便潜血阳性者进食流食,有明显出血者应禁食,并及时求助医师,以便及时处理。

需注意患儿每天小便次数、尿量和颜色,观察患儿有无疲劳、眼睑水肿和头晕等症状,定期清晨留尿检验,以及早发现和控制病情。

出院后尿检需持续 3 个月。出院后以恢复和预防为主,养成良好的作息及饮食习惯,注意休息,避免劳累,避免情绪波动及精神刺激。另外,要杜绝接触过敏原,尽量减少去公共场所的次数,以防呼吸道感染,引起疾病复发。

家长如何护理风湿热患儿?

　　急性期让孩子卧床休息,无心脏病变者卧床2周,至血沉正常,有心肌炎不伴心功能不全者卧床4周,以后逐渐恢复活动,心肌炎伴充血性心力衰竭患儿需严格卧床8周,并在以后的3个月内逐渐增加活动量。

　　家长应保持环境安静,特别是有心肌炎的孩子。饮食应给予高热量、富含优质蛋白和维生素、易消化的食物,如牛奶、米饭、面条、鸡蛋、鱼、瘦肉、蔬菜、水果等,心功能不全的孩子要低盐饮食。要按时给孩子服药,需在医师指导下逐渐减量、停药,千万不能随意减量和停药,特别是服用糖皮质激素的患儿,以免发生危险。家里要勤开窗通气,保持空气流通,少带孩子去人多的场所,更重要的是每3～4周注射1针长效青霉素,至少5年,以防止疾病复发。

孩子得了风湿热会
留下后遗症吗?

风湿热的孩子如果能早期诊断,积极治疗,规范预防复发,大多数能够痊愈,不留后遗症。但如果孩子有严重的心肌炎,心力衰竭难以控制,或因隐匿性心肌炎导致心脏瓣膜永久性损害,预后较差,会发展为慢性风湿性心脏病,甚至会有生命危险。风湿热的关节炎往往治疗效果好,不会留有后遗症。所以家长发现孩子在链球菌咽炎后,出现发热、乏力、关节肿痛、胸闷、心慌等不适,应尽早就医,及时诊治。并且一定要坚持给风湿热的孩子每3~4周注射1次长效青霉素,预防链球菌感染,防止疾病复发,至少需坚持5年以上,就预后而言预防复发与治疗疾病同样重要。

孩子得了川崎病在护理中有什么注意事项?

应注意保持空气清新,室温适宜,补充足够的水分。

饮食作息应规律,多休息,注意饮食要清淡,避免食用过热和辛辣等刺激性食物,应吃易消化的食物,补充高蛋白(有肾脏损害者请具体咨询医师),比如禽类、鱼类。补充维生素复合片,多吃瓜果蔬菜即可(有脾胃虚者请适量)。

勤测体温,出现高热时向医师报告,体温38.5℃以下采用物理降温,如体温不降,持续升高达38.5℃以上应采用药物治疗。

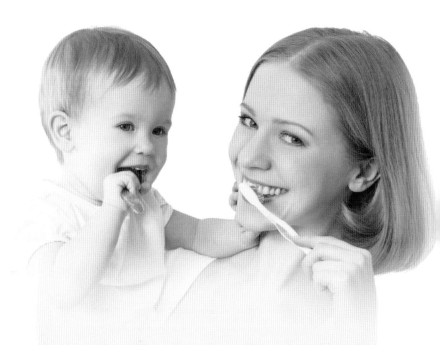

　　出疹期间给患儿穿柔软的衣物,避免患儿用手抓痒,注意局部皮肤黏膜清洁。注意口腔卫生。眼结膜充血时,避免直接强光刺激、疲劳。在输液时一定注意输液速度,以免速度过快加重本易受损的心脏负荷。应监测生命体征。

幼年特发性关节炎会遗传吗?

幼年特发性关节炎包括幼年特发性关节炎全身型,幼年特发性关节炎少关节型,幼年特发性关节炎多关节型、类风湿因子阴性型,幼年特发性关节炎多关节型、类风湿因子阳性型,与附着点炎症相关的关节炎,银屑病关节炎,未定类的关节炎七大类,与附着点炎症相关的关节炎与 *HLA-B27* 基因有关,90% 以上的患儿HLA-B27 阳性,因此会遗传,而其他型幼年特发性关节炎有一定遗传倾向,但不是单基因遗传病,不一定会遗传。

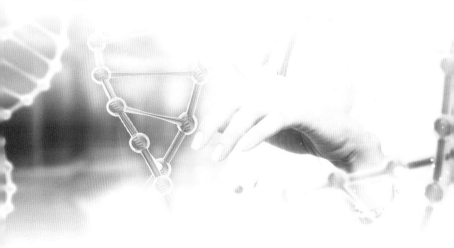

孩子只是发热,并没有关节痛,为什么会诊断为幼年特发性关节炎全身型?

在幼年特发性关节炎全身型急性期,多数病例有一过性关节炎、关节痛或肌痛,有时因全身症状突出而忽视了关节症状,部分患儿急性发病数月或数年后关节炎才成为主诉,因此,只有发热而未诉关节痛的患儿有可能诊断为幼年特发性关节炎全身型。

孩子类风湿因子阴性为什么还诊断为幼年特发性关节炎?

幼年特发性关节炎不同于成人类风湿关节炎,类风湿因子阳性者仅占10%,因此患有幼年类风湿性关节炎的大多数患儿类风湿因子是阴性的。

为什么幼年特发性关节炎患儿要定期到医院检查?

幼年特发性关节炎属于慢性病,主要治疗药物包括非甾体抗炎药和慢作用抗风湿药,常见的副作用有肝肾功能损害。因此,幼年特发性关节炎定期到医院随访一是为了评估病情、调整治疗,二是为了监测药物的副作用。

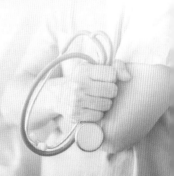

幼年特发性关节炎患儿
运动和饮食应注意什么？

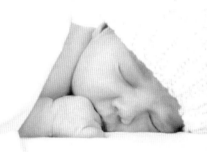

运动方面要适度,急性期的患儿宜卧床休息,病情稳定的患儿宜适当锻炼以促进关节功能恢复;本病与饮食没有关系,无需特殊注意。

为什么女孩红斑狼疮多于男孩?

系统性红斑狼疮的发病与性激素有关。研究发现，红斑狼疮的孩子体内雌性激素水平增高,雄性激素水平降低,泌乳素水平增高,所以相比较而言,青春期及生育年龄女性的红斑狼疮发病率明显高于同年龄段的男性。

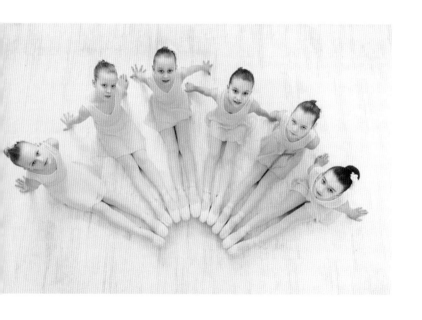

红斑狼疮会遗传吗?

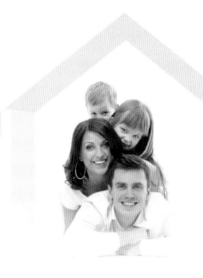

经过研究发现,在红斑狼疮患者的子女中,其发病率约为5%;红斑狼疮同卵双胎共患率约为50%;5%~13%患红斑狼疮的孩子,可在一、二级亲属中找到另一红斑狼疮患者,可见红斑狼疮是有遗传倾向的,其与人类白细胞抗原(HLA)Ⅱ类基因DR、DQ位点的多态性相关。

系统性红斑狼疮患儿在家中
如何正确服用激素?

　　肾上腺皮质激素(简称激素)是治疗红斑狼疮的主要药物,确诊红斑狼疮的孩子需要终生服用激素治疗,不能自行减量或停药,否则会出现疾病的加重或反复。目前常用的口服激素为泼尼松,5mg 一片,需根据医嘱服药。服用激素的同时需口服钙剂防止钙质流失。家中需要监测孩子血压及出入量情况,警惕激素副作用出现。激素可以抑制孩子免疫反应,所以需注意避免感染。

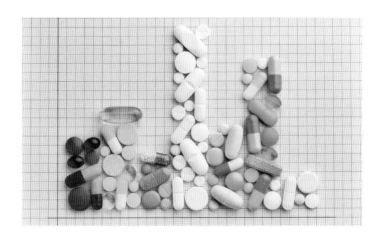

红斑狼疮患儿能不能晒太阳?

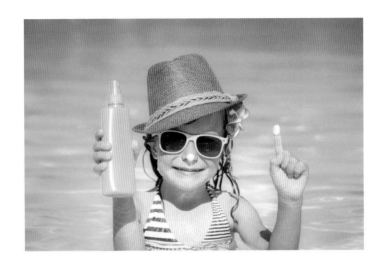

　　患红斑狼疮的孩子会有日光过敏,暴晒后原有皮疹会加重或出现新皮疹,是疾病活动的表现之一,所以需注意避免过多的紫外光暴露,需使用防紫外线用品进行保护。

系统性红斑狼疮患儿饮食有什么注意事项？

患红斑狼疮的孩子一般宜进食优质蛋白、低脂肪、低糖、富含维生素的食物，忌食羊肉、狗肉、马肉。菠菜可以增加狼疮性肾炎的蛋白尿，并引起尿浑浊和尿路结石，所以不宜食用。香菇、芹菜含有补骨素能引起光敏感，面部出现红斑、皮疹，所以红斑狼疮患儿不宜食用。

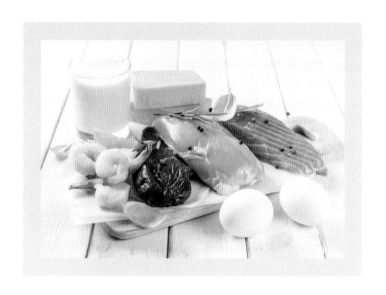

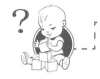

系统性红斑狼疮患儿
能否进行预防接种?

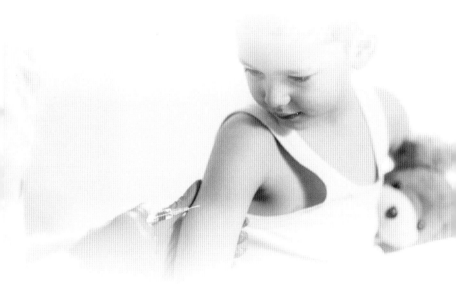

　　感染是诱发红斑狼疮疾病活动的重要原因之一,同时由于患狼疮的孩子多予以激素及免疫抑制剂治疗,抑制了孩子本身的免疫功能,注射减毒活疫苗可以导致感染的扩散,所以需要避免接种疫苗特别是接种减毒活疫苗。

系统性红斑狼疮能够根治吗？
可以预防吗？

系统性红斑狼疮是长期慢性疾病，不能根治，需要终生治疗。确诊此病后，家长和孩子需要正确认识这个疾病，消除恐惧心理。需要让孩子避免过多的紫外线暴露，使用防紫外线用品，避免疲劳，认识疾病活动的征象，配合治疗，遵从医嘱，定期随诊。需控制高血压，防治各种感染。急性期应卧床休息，加强营养。缓解期应逐步恢复日常活动及学习，但避免过劳。避免服用诱发狼疮的药物(磺胺、肼屈嗪、普鲁卡因、保泰松、对氨基水杨酸等)，防止因药物治疗而发生严重反应。

为什么系统性红斑狼疮
要定期复查?

系统性红斑狼疮为长期慢性疾病,需终生治疗。需定期复诊以便专业风湿科医师观察孩子的症状及体征,监测有无药物副作用的出现,复查判断疾病活动性的相关指标,综合评估疾病情况,从而制订下一步的治疗方案。

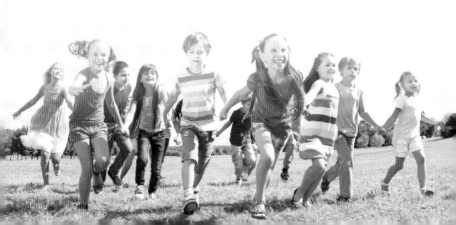

怎样知道红斑狼疮又复发了?

观察疾病活动度的症状和体征为皮疹加重、关节肿痛和大量脱发。实验室指标为血沉加快、白细胞和/或血小板减少、溶血性贫血(血红蛋白下降、网织红细胞增高及 Coombs 试验阳性)和补体降低。而抗核抗体(ANA)和抗 Sm、RNP、SS-A、SS-B 抗体只是红斑狼疮的诊断指标,而不是观察疾病活动度和疗效判断的指标。

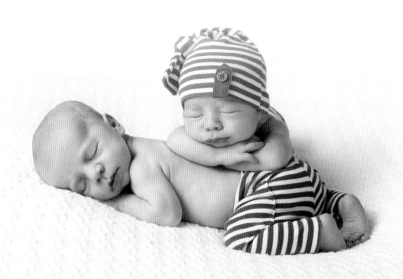

母亲身体健康为什么
孩子会得新生儿狼疮?

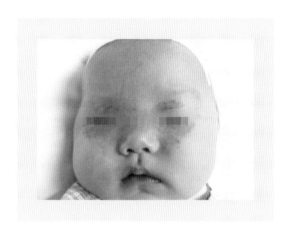

　　新生儿狼疮多见于患系统性红斑狼疮的母亲所生育的新生婴儿,主要因为母亲体内与系统性红斑狼疮相关的自身抗体通过胎盘传给胎儿所致。母亲身体健康,但若其体内有狼疮相关抗体,通过胎盘传给胎儿后亦可引起新生儿狼疮。

孩子患皮肌炎,为什么身上会有钙化硬结出现? 护理上有哪些注意事项?

少部分皮肌炎患儿在疾病的后期可能出现皮肤的钙化硬结,目前这种并发症的发生原因还不清楚。部

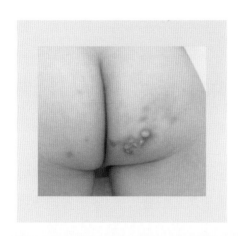

分患儿与未及时接受治疗或治疗不规律有关。钙化程度与病情严重程度相关。阻止钙化发生最有效的方法是早期积极治疗原发病。

钙化区常形成溃疡,并渗出白色石灰样物质,容易发生继发感染。所以,如果钙化结节破溃,要注意保持伤口清洁。如继发感染,需到皮肤科或外科就诊。

多发性肌炎和皮肌炎患儿在
日常生活中应注意什么?

多发性肌炎和皮肌炎患儿在生活中应注意:

🌼 加强心理疏导,树立孩子长期治疗的信心。

🌼 应尽量避免日光直接照射,夏季外出时需要戴帽子、穿长袖衣服或打伞。

🌼 忌食辛辣刺激食物(葱、姜、蒜、辣椒等),少食油腻性食物。

🌼 劳逸结合,保持心情愉快,适当运动。

🌼 如患儿皮疹加重或反复出现,或出现乏力症状,应及时就诊。

🌼 不能自行减量或停用激素。

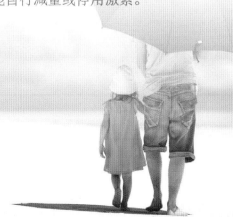

孩子为什么会得硬皮病？

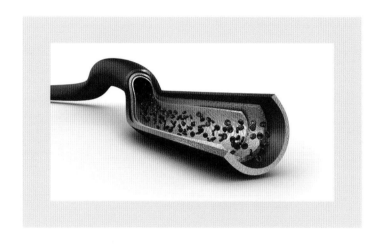

目前导致硬皮病的病因尚未明了。近年来很多报道提示血管、免疫及代谢异常等因素可能与本病的发病相关。我们可以从以下方面解释为什么会患本病：

⚙ **血管异常学说**：近年来认为硬皮病是血管内皮细胞，特别是微血管内皮细胞反复受损的结果。

⚙ **免疫机制**：由 T 淋巴细胞介导的对结缔组织或其他抗原的自身反应，导致淋巴因子和单核因子的释放而刺激成纤维细胞分泌大量胶原。

🛠 **结缔组织代谢异常**：组织内过度纤维化是硬皮病的特征。在硬皮病患儿的皮肤中发现成纤维细胞增多，从而使胶原合成增多。还有人认为本病的纤维化病变与胶原分子糖化和羟化异常有关。

🛠 **遗传基础**：有很多报道人类白细胞抗原和本病有一定相关性，但结果不完全一致。

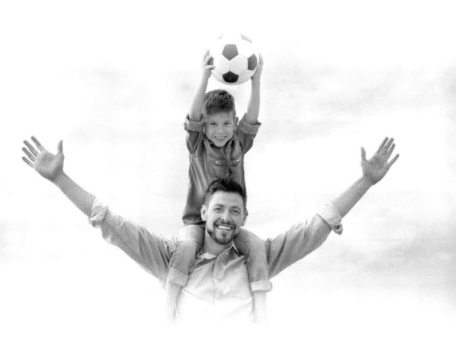

硬皮病患儿在日常生活中
应注意什么？

硬皮病患儿在日常生活中要注意保暖，避免创伤，避免过度日光照射。注意皮肤保湿、适当活动等。如胃肠功能差，可以进食流质食物。如有雷诺现象，注意保暖，避免寒冷刺激；指端溃疡患儿，需注意避免感染。系统性硬化症肾脏受累时，需要注意低盐优质蛋白饮食。

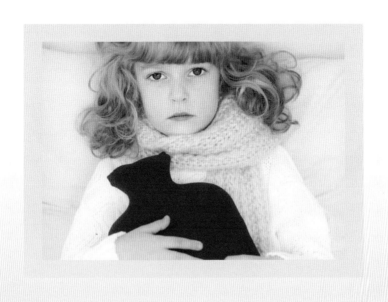

哪些原因可引起大动脉炎？如何预防？

引起大动脉炎的原因至今尚未完全清楚,到目前为止,认为可能的因素有感染、免疫功能异常、

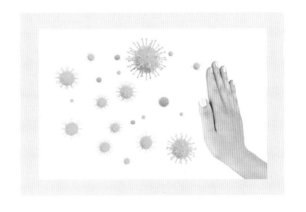

遗传等。感染因素包括细菌、病毒、真菌等,其中尤其应该注意结核分枝杆菌和链球菌感染。

大动脉炎没有很好的预防办法,但毕竟感染因素对发病有一定影响,所以应尽量避免感染,尤其是避免结核感染和链球菌感染,减少因这一类因素所致大动脉炎的发生概率。结核分枝杆菌和链球菌多是通过呼吸道传播的,因此避免接触结核病及链球菌感染的患儿是减少传染的有效方法。

儿童也有痛风吗？
怎样预防痛风？

痛风是一种由于嘌呤代谢紊乱和／或尿酸排泄减少而导致的晶体性关节炎。根据病因不同,该病分为原发性和继发性两大类。绝大多数原发性痛风病因不明,约20%的患儿有阳性家族史。继发性痛风则由其他疾病(如肾脏病、血液病等),服用某些药物,肿瘤放疗、化疗等引起。高尿酸血症为该病发生的最重要的生化基础。原发性痛风多见于成年男性,儿童极少见。

饮食上应做到"三多三少":

🌼 多饮水,少喝汤。血尿酸偏高者和痛风患儿要多喝白开水,少喝肉汤、鱼汤、鸡汤、火锅汤等。

🌼 多吃碱性食物,少吃酸性食物。多吃碱性食物,能帮助补充钾、钠、氯离子,维持酸碱平衡。

✿ 多吃蔬菜,少吃饭。多吃菜,有利于减少嘌呤摄入量,增加维生素 C,增加纤维素。少吃饭有利于控制热量摄入,限制体重,减肥降脂。

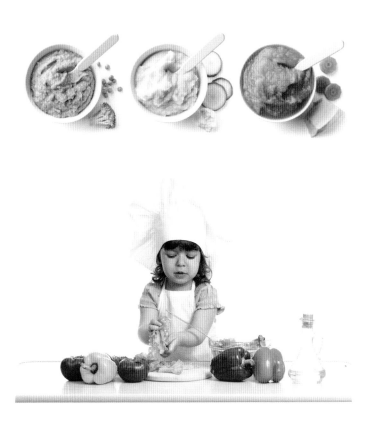

风湿病患儿能接种疫苗吗？

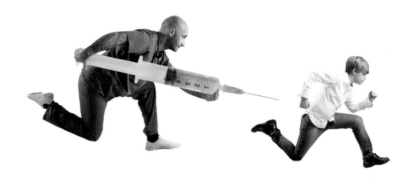

　　因风湿病患儿在治疗过程中服用了激素和／免疫抑制剂,处于免疫抑制状态,而风湿病本身造成的免疫功能紊乱也使这些患儿的免疫应答受到影响,因此关于该类人群接种疫苗的利弊仍存在一定争议。风湿病患儿应慎重使用活疫苗,因为在免疫功能低下的患儿,即使是减毒的活疫苗也可以引起严重的感染。但对于灭活疫苗来说,虽然有研究显示,有的患儿在使用疫苗后出现风湿病,或是在使用疫苗后原风湿病病情加重,但疫苗与风湿病的关系尚无定论,因此风湿病患儿可以使用灭活疫苗。

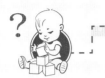

风湿病患儿能参加活动吗?

儿童风湿病是一大类疾病的总称,其中包括弥漫性结缔组织病、慢性关节炎类疾病、系统性血管炎和自身炎症性疾病。由于风湿病多引起多脏器功能异常,因此在确诊初期(疾病急性期)和病情活动期,应适当休息、避免劳累和运动,这是一般治疗的重要内容。当原发病治疗有效,病情趋于平稳时,可适当进行功能锻炼、参与社会活动,这对改善患儿生活质量,保持患儿精神、心理健康尤为重要。

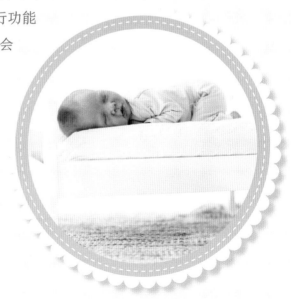

风湿病患儿如何预防感染？

风湿病患儿因长期应用激素、免疫抑制剂或生物制剂，存在不同程度的免疫功能紊乱，是呼吸道、肠道、泌尿系等常见感染性疾病的易感人群。因此，适当参与体育活动增强体质很重要。避免接触患病人群或避免在人口密集且在通风不良的环境中久留，均有助于降低发病率。

同时，应注意均衡营养、能量摄入充足及手口卫生，也是减少消化道疾病的重要环节。定期监测相关实验室或影像学检查，亦可早期发现感染性疾病，以达到早期治疗的效果。

风湿病患儿如何预防和
护理骨质疏松?

骨质疏松在多数时候并没有症状,甚至有时有些患儿发生腰背痛、脊柱骨折,家长才对骨质疏松重视。所以应提高对本病的重视。

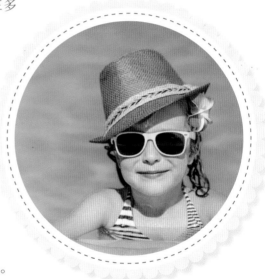

❀　注意多食用含钙丰富的食物,如乳制品、豆制品、蛋类、虾皮等都是含钙丰富的食物。合理食用蔬菜和水果,其富含镁、锌、铜以及维生素 A、C、K 等,有助于骨骼健康。不喝咖啡、碳酸饮料等。

❀ 孩子应适当从事户外运动,运动强度不宜过大,要循序渐进,每天运动时间不宜过长,运动后以孩子没有不适感为宜。

❀ 适量的日光照射有利于改善骨质疏松。但晒太阳应避免在阳光下暴晒。保证足够的睡眠。

❀ 对于长期口服激素的孩子,需遵医嘱每天服用钙片,补充维生素D促进钙质吸收。并且定期检查,及时发现骨质改变,及时治疗。

什么是雷诺现象?

　　雷诺现象就是一个或者多个手指或足趾因为小动脉收缩,出现颜色的改变,先变白,再变紫,再变红的过程,同时指尖会有麻木或疼痛的感觉,通常是在寒冷或者情绪波动如发怒或情绪激动以后出现。它是血管病变所导致的。在诱因去除后,手指或足趾的颜色改变会好转。

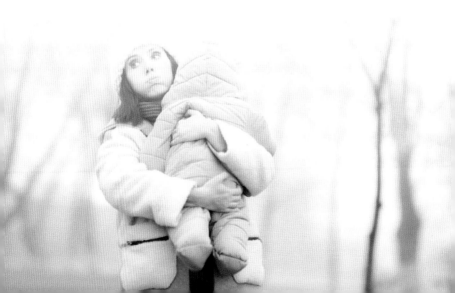

有雷诺现象的孩子需要考虑什么疾病？

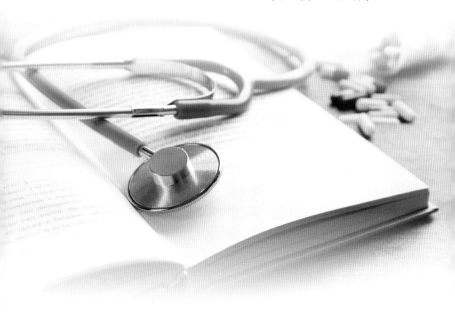

有雷诺现象的孩子主要考虑风湿性疾病，比如系统性红斑狼疮、系统性硬化症、混合结缔组织病等。但同时也应该注意有些药物及肿瘤造成的血管舒张及收缩功能异常，还有血液成分的异常，比如冷球蛋白血症、红细胞增多症等。

结节红斑常见于哪些疾病？

结节红斑常见于感染和风湿性疾病。其中感染主要是链球菌感染、EB病毒感染、支原体感染等。一般是小腿前部的片状的、红色的结节，稍稍比皮肤高出一点，按上去会有疼痛的感觉。过几天后可能颜色变暗一些。

风湿性疾病的
实验室常规检查包括哪些?

常规实验室检查包括:

🌼 **一般检验项目**:血、尿、粪常规,血沉,C反应蛋白。

🌼 **生化指标**:肝、肾功能,心肌酶,血尿酸,血清蛋白电泳。

🌼 **免疫学指标**:免疫球蛋白电泳,补体,循环免疫复合物,冷球蛋白,淋巴细胞亚群分析,免疫电泳,细胞因子和肿瘤标志物。

🌼 **病原学检查**:肝炎病毒、抗链球菌溶血素"O"、EB病毒、巨细胞病毒、结核抗体、结核斑点试验等。

🌼 **自身抗体系列**:抗核抗体谱、抗磷脂抗体谱、抗中性粒细胞胞质抗体、抗环瓜氨酸多肽抗体、类风湿因子、自身免疫性肝病抗体谱。

风湿性疾病
实验室特殊检查包括哪些?

特殊检查包括:

⚙ 口干燥症实验室检查:唾液流率试验、唇腺活检、腮腺造影和唾液腺放射性核素扫描等。

⚙ 干燥性角结膜炎实验室检查:泪液分泌试验、泪膜破碎时间、角膜染色和结膜活检等。

⚙ 各种穿刺液常规生化检查及病原菌培养。

⚙ 狼疮带试验。

⚙ 遗传标志物检查:主要包括 HLA-B27,HLA-DR2、3、4,HLA-B5 和 HLA-B7 等。

⚙ 组织病理学检查:肝、肺、心肌、皮肤、骨骼、肌肉、淋巴结、血管等病变部位活检,此检查可确定病变性质,特异性阳性结果常可认为是疾病诊断的"金标准"。

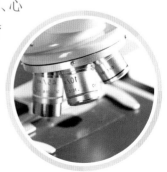

以上特殊实验室检查主要用于风湿性疾病的诊断与鉴别诊断。

风湿性疾病的
影像学检查方法有哪些?

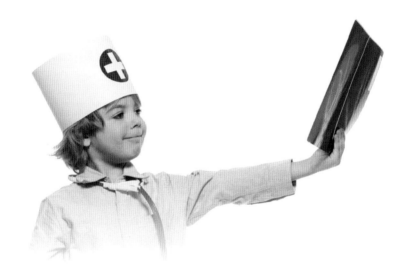

　　风湿性疾病的影像学检查方法主要有:X线、CT、MRI及超声。

　　传统的骨关节X线片是风湿病影像学检查的基本手段,可以显示骨质改变,但对早期病变不够敏感,而且不能显示软组织病变。

　　CT可以更加清晰地显示骨质改变,甚至可以用于骨量的测定,但目前对幼年特发性关节炎或脊柱关节病的诊断,CT都没有明确的诊断标准。

　　关节超声可以显示关节内和关节周围的软组织病变,结合能量多普勒技术,还可以敏感、定量地发现和测量软组织炎症。同时关节超声可以敏感地发现骨质破坏或骨赘形成,及软骨形态的改变。但其无法观察骨骼内的病变,对深层的骨面无法扫描。

　　关节MRI可以敏感地显示关节软组织病变,发现骨质破坏、骨水肿,显示骨质内病变,其中骶髂关节MRI改变是目前诊断脊柱关节病的基本方法。

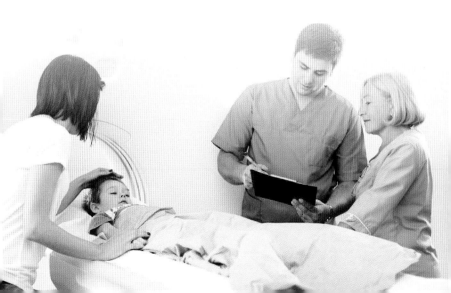

血沉增快有什么意义？

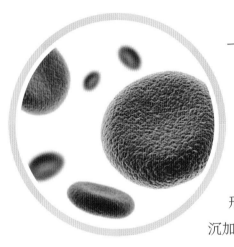

血沉是指红细胞在一定的条件下沉降的速率,它受多种因素影响:①血浆中各种蛋白比例改变,如血浆中纤维蛋白增加可使血沉加快;②红细胞数量和形状:红细胞减少时血沉加快。

血沉增快的意义:

❀ 各种炎症性疾病:感染性疾病时,炎症发生后2~3天即可见血沉增快。风湿性疾病活动期(如系统性红斑狼疮、幼年特发性关节炎、风湿热、韦格纳肉芽肿等)血沉增快,原因可能是自身免疫性炎症反应和高球蛋白血症所致,当病情缓解后往往明显下降或恢复正常,血沉改变出现在C反应蛋白改变之后,其快慢可辅助观察病情变化,有助于判定治疗效果。

🌼 组织损伤及坏死:如车祸、地震等挤压伤、烫伤、坏疽等情况下,血沉往往增快。

🌼 恶性肿瘤:增长迅速的恶性肿瘤血沉增快。

🌼 各种原因导致血浆球蛋白相对或绝对增高时,如慢性肾炎、肝硬化。

🌼 其他:部分贫血患儿、血中胆固醇增高者血沉亦见增快。

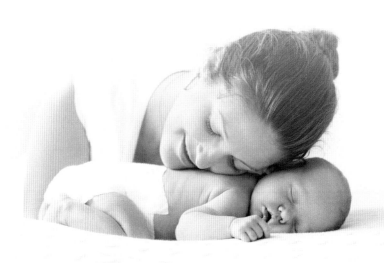

检测 C 反应蛋白有何意义？

C 反应蛋白（CRP）是一种由肝脏产生的非特异性急性时相蛋白。在感染、组织损伤、全身炎症反应、梗死、恶性肿瘤等情况下均明显升高。CRP 的临床意义与红细胞沉降率相似，但不受红细胞、血红蛋白、脂质和年龄等因素及常用抗生素、免疫抑制剂的影响，是反映身体炎症反应、评价疗效的良好指标。

主要意义为：

🔧 **鉴别细菌和病毒感染**：一旦发生细菌感染，CRP 水平即迅速升高，而病毒性感染 CRP 多正常或呈弱阳性。

🔧 **判断病情活动及疗效**：风湿性疾病活动期明显升高，与红细胞沉降率增快相平行，但比其出现得早、消失也快。CRP 含量越高，表明病变活动程度越大。炎症恢复过程中，若 CRP 阳性，预示仍有突然出现临床症状的可能性，停用激素后已转阴的CRP 又呈阳性时，表明病变活动在继续。

风湿病检测血清铁蛋白
有何意义？

　　血清铁蛋白是机体内缺铁的早期指标,也是肿瘤标志物及急性期反应蛋白,可见于肿瘤、炎症、肝胆疾病等多种疾病。风湿性疾病急性期血清铁蛋白可升高。尤其在幼年特发性关节炎全身型患儿病情活动期可能显著升高,可以作为监测病情进展或合并巨噬细胞活化综合征的重要指标之一。但是并不代表血清铁蛋白升高就一定是风湿病。

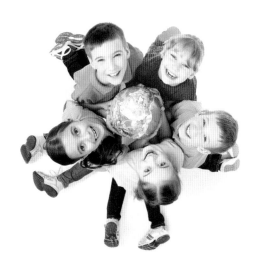

什么是类风湿因子？
在风湿病诊断中有何意义？

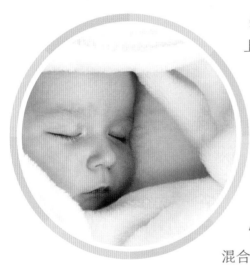

类风湿因子是临床上开展的常规检查项目之一,类风湿因子阳性可见于类风湿性关节炎患儿。其他风湿病亦可出现类风湿因子升高,如系统性红斑狼疮、硬皮病、混合性结缔组织病、干燥综合征等。在儿童,急性感染也可能出现类风湿因子轻度升高。所以,类风湿因子阳性不一定确诊为类风湿性关节炎。但类风湿因子检测滴度的变化可以作为判断病情活动度的指标。

什么是抗环瓜氨酸抗体?
有何意义?

抗环瓜氨酸抗体(抗 CCP 抗体)对类风湿关节炎的诊断价值比类风湿因子高。抗环瓜氨酸抗体联合类风湿因子的检测可进一步提高对类风湿性关节炎和幼年特发性关节炎诊断的准确性。但抗CCP抗体的高低与类风湿性关节炎的病情轻重不完全一致,不能作为判断类风湿关节炎病情活动及判断药物疗效的指标。

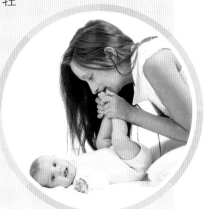

抗核抗体筛选试验的
临床意义是什么？

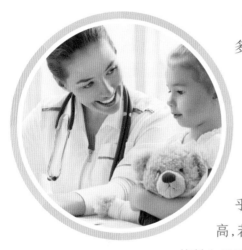

抗核抗体是一组针对多种细胞核成分的自身抗体的总称,目前多采用间接免疫荧光法检测。在系统性红斑狼疮患儿诊断时抗核抗体阳性率几乎为100%,敏感性较高,若其阴性,则考虑患系统性红斑狼疮的可能性小,所以抗核抗体检测是狼疮的最佳筛查试验。但抗核抗体检测特异性较差,不能单独作为系统性红斑狼疮的诊断标准。抗核抗体检测阳性对系统性红斑狼疮明确诊断、临床分型、病情观察、预后及治疗评价都具有重要意义。

抗核抗体阳性是风湿病吗?

　　抗核抗体(ANA)阳性多见于弥漫性结缔组织病，如系统性红斑狼疮、混合性结缔组织病、干燥综合征等，其滴度越高意义越大。但 ANA 阳性不一定是风湿病，5% 的正常人也可有 ANA 阳性，但多为低滴度，此外，EB 病毒感染、考虑肿瘤等也可出现 ANA 阳性。

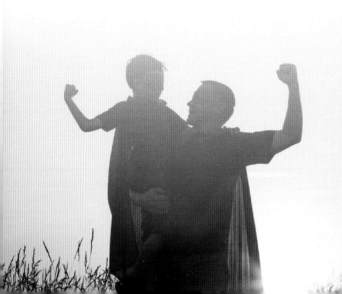

免疫荧光法检测抗核抗体常见的核型有哪些？各有何临床意义？

抗核抗体的免疫荧光染色类型有5种：

✿ **均质型**：核质染色均匀一致，此型与抗组蛋白抗体和抗 DNA 抗体有关。

✿ **斑点型**：核质染色呈斑点状，核膜存在，此型多与可溶性核抗原抗体有关。

✿ **核仁型**：仅核仁着染荧光，主要与抗核仁 RNA 和抗 RNA 聚合酶 I 抗体等相关。

✿ **核周型**：荧光包绕在核膜周围，多与抗 dsDNA 抗体有关。

✿ **着丝点型**：处于分裂时相的 Hep-2 细胞为底物可出现着丝点散在排列的特殊点状圆形，与斑点型区别的重要之处在于前者核膜已消失，这与雷诺现象有相关性。

抗双链 DNA 抗体的
临床意义是什么？

抗双链 DNA（dsDNA）抗体是系统性红斑狼疮的标志性抗体，与临床表现密切相关。抗 dsDNA 抗体对系统性红斑狼疮诊断的特异性很高，但其阴性也不能排除系统性红斑狼疮的诊断。在狼疮肾炎患儿中此抗体滴度的高低还与肾功能恶化程度密切相关。

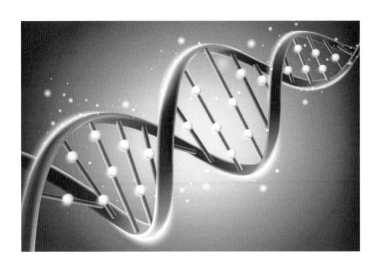

ENA 抗体谱如何判读？
有何临床意义？

抗可提取核抗原抗体(ENA)为一大类自身抗体的总称，临床常用的有：

⚙ **抗 Smith 抗体**：其在系统性红斑狼疮中的阳性率为 25.0% ~ 30.2%。虽然敏感性较低，但特异性很高，为系统性红斑狼疮的标志性抗体。系统性红斑狼疮患儿由活动期转为缓解期后，抗 Smith 抗体依然存在。此外，抗 Smith 抗体阳性者内脏病变发生率升高，皮肤损害较重，易脱发。

⚙ **抗核糖核蛋白抗体**：在系统性红斑狼疮中，其阳性率为 40% 左右，对系统性红斑狼疮特异性不高。

高滴度的抗 RNP 抗体(一般需 >1∶1 600)常在混合结缔组织病中检测到,对该病的诊断很有帮助。

　　⚙ **抗 Ro/SSA 和 La/SSB 抗体:**此两种抗体阳性的患儿多有光敏感皮损、血管炎、紫癜、淋巴结肿大、白细胞减少和类风湿因子阳性,且易合并干燥综合征,同时可造成新生儿红斑狼疮及婴儿心脏传导阻滞等先天性心脏病。

　　⚙ **抗核糖体 RNP(rRNP)抗体:**在系统性红斑狼疮患儿其阳性率约为 15%,特异性较高,阳性者常有狼疮神经系统损害。抗 rRNP 抗体常在系统性红斑狼疮活动期中存在,可持续一两年后才转阴。

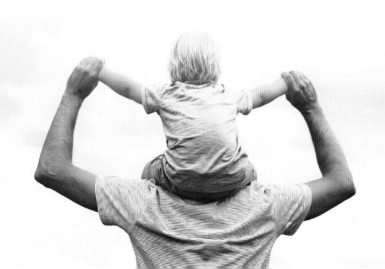

抗中性粒细胞胞质抗体的
类型及临床应用是什么？

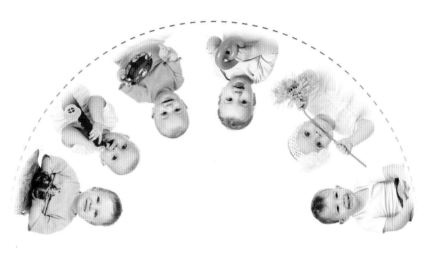

抗中性粒细胞胞质抗体(ANCA)检测是血管炎诊断的检查项目之一。ANCA 主要分为胞质型 ANCA (C-ANCA) 和核周型 ANCA(P-ANCA)。C-ANCA 在韦格纳肉芽肿中阳性率很高,也可见于显微镜下多血管炎等,而且有助于判断疾病活动度。P-ANCA 则主要与坏死性血管炎、炎症性肠病等有关,少数系统性红斑狼疮患儿可有 P-ANCA 阳性。

什么是补体?
它的生物学意义是什么?

补体是存在于正常人和动物血清与组织液中的一组经活化后具有酶活性的蛋白质。它可以辅助和补充特异性抗体,增强吞噬作用,增加血管的通透性,中和病毒,介导免疫溶菌、溶血作用,故称为补体。

其生物学意义:

🏵 细胞毒作用。

🏵 调理作用和免疫黏附作用。

🏵 补体的中和及溶解病毒的作用。

🏵 炎症介质作用。

🏵 补体对免疫细胞的活化作用。

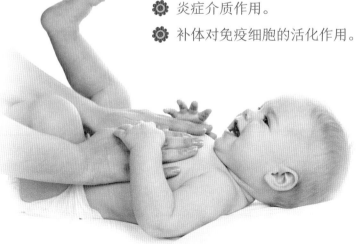

什么是抗磷脂抗体？
其阳性有什么意义？

抗磷脂抗体包括狼疮抗凝物质(LAC)、抗心磷脂抗体(ACA)，是抗磷脂综合征中的重要自身抗体，其中抗心磷脂抗体最为常见，可分为 IgG、IgA 和 IgM 三类。抗心磷脂抗体阳性提示动、静脉血栓形成风险高，其与系统性红斑狼疮密切相关，抗心磷脂抗体阳性的系统性红斑狼疮患者可出现血栓、血小板减少性紫癜、继发性贫血等症状，其中脑血管意外发生率高达 50% 以上。抗心磷脂抗体阳性女性患者易发生习惯性流产。抗心磷脂抗体在 90% 的系统性红斑狼疮患者中出现，其也可在系膜增生性肾小球肾炎患者中出现。

HLA-B27 阳性就能诊断强直性脊柱炎吗？

　　HLA-B27 是白细胞组织相容抗原,强直性脊柱炎的发生与 HLA-B27 有显著的相关性,HLA-B27 为阳性的强直性脊柱炎患儿有一定遗传倾向。但少数强直性脊柱炎患儿的 HLA-B27 为阴性。正常人也可以HLA-B27 阳性,如果只有 HLA-B27 阳性,而无其他表现,也不能确诊为强直性脊柱炎。

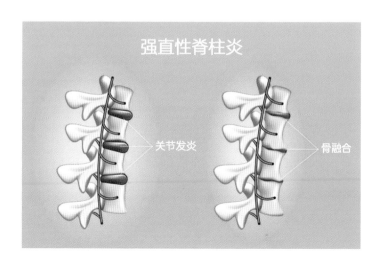

强直性脊柱炎

关节发炎

骨融合

抗"O"增高就是风湿热吗?

门诊经常碰到家长着急地拿着化验单带孩子来就诊,因为化验单报告抗"O"增高,询问孩子是否得了风湿热? 抗"O"即抗链球菌溶血素"O",是孩子在感染链球菌后对链球菌在机体内产生的一种毒素(溶血素 O)产生了抗体,抗"O"滴度大约在感染后 1 周上升,3~6 周达到高峰,可在体内持续存在 3~6

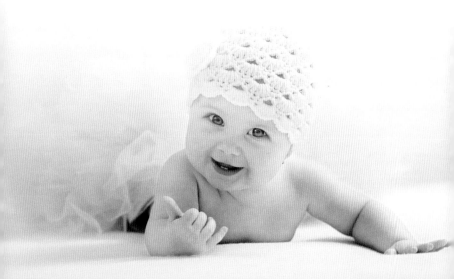

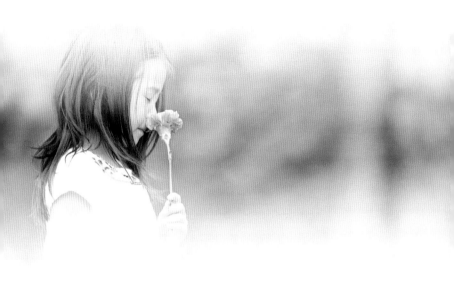

个月,所以抗"O"增高提示孩子近期有过链球菌感染,由于抗"O"是诊断风湿热的一项指标,所以引起部分家长的焦虑。上呼吸道链球菌感染是儿童的常见病,但发生风湿热者只占其中的 0.1%~3%。发生风湿热的孩子往往具有遗传易感性,在链球菌感染后发生自身免疫反应,使心脏、关节、脑、皮肤等组织发生免疫性炎症和组织损伤,引起风湿热。孩子发生链球菌感染时,只要 9 天内得到合适治疗,就可预防风湿热。

关节渗液常见的影像学表现有哪些?

关节渗液常见的影像学表现为:

⚙ **X 线片**:关节囊肿胀,关节间隙增宽。

⚙ **关节超声**:关节囊肿胀,关节囊内可见积液。

⚙ **MRI**:关节囊膨大,其内的液体呈现均匀长T_1、长T_2信号,增强不强化。

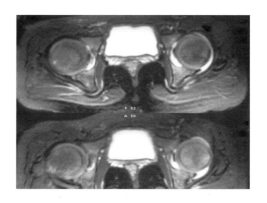

孩子足跟痛、腿痛,为什么要查骶髂关节 CT 或 MRI?

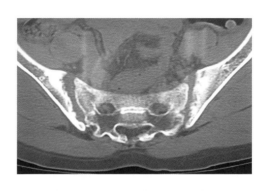

强直性脊柱炎会累及骶髂关节,患儿在发病初期,可以表现为足跟痛,髋关节、膝关节、踝关节等关节肿痛及活动受限。而 CT、MRI 分辨率高,有利于发现骶髂关节轻微的变化。所以,如果孩子有足跟痛、腿痛怀疑可能患强直性脊柱炎时,都需要做骶髂关节 CT 或 MRI 以确诊。

激素有什么副作用？

长期应用糖皮质激素会出现库欣综合征的面部表现：面部脂肪聚集（满月脸）、痤疮样皮疹、毛细血管网显著，血压及血糖升高，感染机会增加，如表现为患儿对细菌、真菌、病毒易感，促使结核复发，股骨头坏死，骨质疏松、容易合并骨折（以腰部压缩性骨折为主），儿童生长发育抑制等。

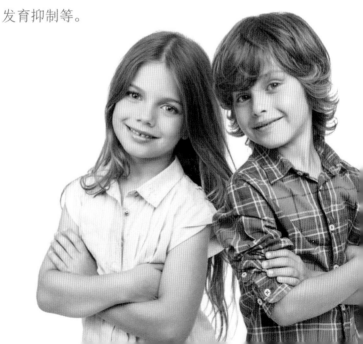

什么是非甾体抗炎药？

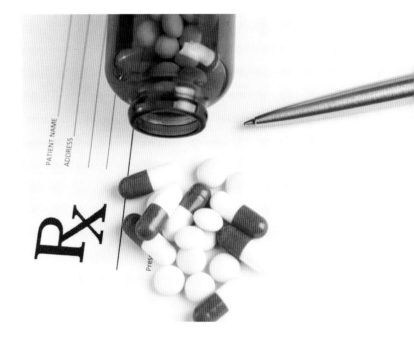

　　非甾体抗炎药是一大类化学结构式各异，但又有共同的药理作用药物的总称。该类药物具有抗感染性，对急性和慢性疼痛有良好的镇痛作用以及解热作用，临床应用广泛，是炎性关节病、软组织风湿病的常用药。

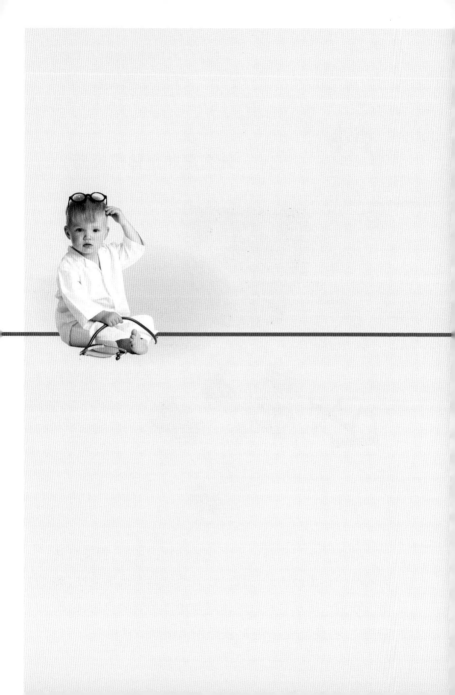

PART 3

住院患儿健康教育指导

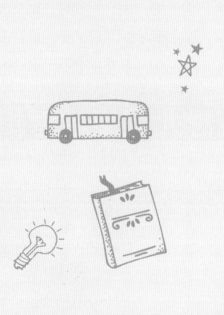

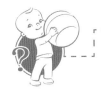

幼年特发性关节炎
多关节型如何分类?

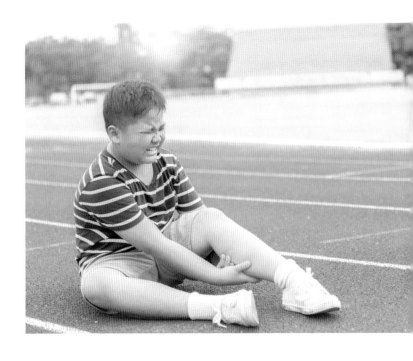

　　发热最初 6 个月有 5 个或 5 个以上关节受累的幼
年特发性关节炎会被诊断为多关节型,分为类风湿因子
阴性型和风湿因子阳性型两类。

幼年特发性关节炎
少关节型如何分类?

幼年特发性关节炎少关节型是指幼年特发性关节炎发病最初 6 个月有 1~4 个关节受累,本型又分 2 个亚型:

🏵 持续型少关节型幼年特发性关节炎:整个疾病过程中受累关节均在 4 个以下。

🏵 扩展型少关节型幼年特发性关节炎:在疾病发病后 6 个月发展成关节受累≥5 个,约 20%患儿有此情况。

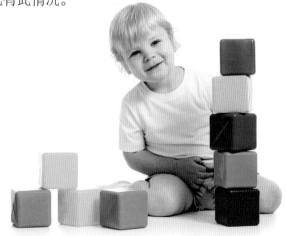

如何诊断附着点炎症
相关的关节炎?

指关节炎合并附着点炎症或关节炎或附着点炎症,常伴有以下情况中至少2项:

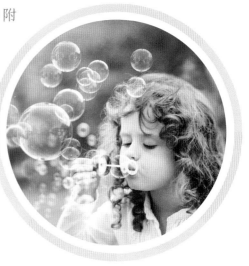

🌼 骶髂关节压痛或炎症性腰骶部及脊柱疼痛,而不局限在颈椎。

🌼 HLA-B27 阳性。

🌼 8 岁以上男性患儿。

🌼 家族史中一级亲属有 HLA-B27 相关的疾病(强直性脊柱炎、与附着点炎症相关的关节炎、急性前葡萄膜炎)。

应排除下列情况：

✿ 银屑病患儿。

✿ 两次类风湿因子阳性，两次间隔为3个月。

✿ 全身型幼年特发性关节炎。

与附着点炎症相关的关节炎患者中HLA-B27阳性者占90%。

患儿应做的实验室检查包括血常规、C反应蛋白、血沉、自身抗体、HLA-B27、类风湿因子、ASO等；影像学检查包括受累关节正侧位X线片或CT或MRI、骨盆平片、骶髂关节CT或MRI。

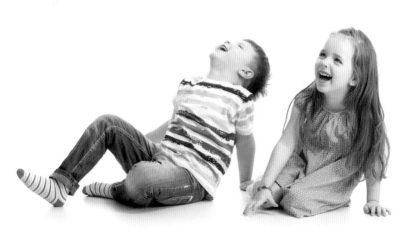

如何诊断银屑病关节炎？

银屑病关节炎是指 1 个或更多的关节炎合并银屑病,或关节炎合并以下任何 2 项:

🌼 指(趾)炎。

🌼 指(趾)甲凹陷或指(趾)甲脱离。

🌼 家族史中一级亲属有银屑病。

应排除下列情况:

🌼 8 岁以上 HLA-B27 阳性的男性关节炎患儿。

🌼 家族史中一级亲属有 HLA-B27 相关的疾病(强直性脊柱炎、与附着点炎症相关的关节炎、急性前葡萄膜炎或骶髂关节炎)。

🌼 两次类风湿因子阳性,两次间隔为 3 个月。

🌼 全身型幼年特发性关节炎。

为什么孩子被诊断为
未分化关节炎？

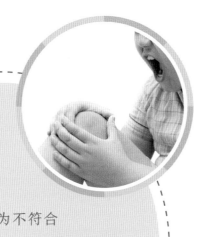

未分化关节炎为不符合幼年特发性关节炎任何一项或符合两项以上类别的关节炎。

幼年特发性关节炎如何治疗?

幼年特发性关节炎的治疗包括一般治疗、药物治疗和理疗,药物治疗根据分型不同及病情轻重有所区别。主要的治疗药物包括非甾体抗炎药、缓解病情抗风湿药、糖皮质激素、免疫抑制剂和生物制剂等。

幼年特发性关节炎的康复治疗有关节理疗、关节矫形等。

什么是瑞特综合征？

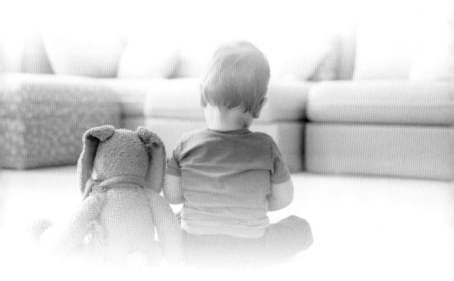

本病于 1916 年由 Han Reiter 首先报道，故命名为瑞特综合征（Reiter syndrome，RS），典型表现为三联症：尿道炎、结膜炎、关节炎，所以也称尿道、眼、关节综合征。

瑞特综合征的病因是什么？

其病因尚不明确,感染和遗传因素与本病的发病有很强的相关性。多数患儿在肠道感染后发病,肠道感染多为革兰氏阴性杆菌,包括志贺氏菌、沙门氏菌、幽门螺杆菌及耶尔森菌。也有人提出螺旋体、淋病奈瑟菌、支原体、沙眼衣原体、伤寒等感染性病因。瑞特综合征患儿有家族发病趋向,患儿 HLA-B27 阳性率高达 75% 以上,更支持遗传因素参与发病。

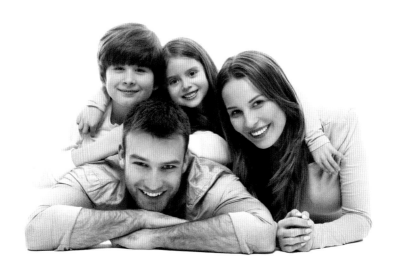

如何治疗瑞特综合征？

急性期应卧床休息，注意寻找和预防过敏因素。非甾体抗炎药及激素可使症状缓解，但停药后易复发，免疫抑制剂如甲氨蝶呤等可根据病情加用。根据眼部病变情况，酌情于眼科专科进一步进行药物治疗。

什么是炎性肠病性关节炎？

炎性肠病如克罗恩病和溃疡性结肠炎如累及关节时称为炎性肠病性关节炎,为亚急性非对称性少关节炎,大小关节和上下肢关节均可受累,但不遗留关节畸形。

什么是幼年皮肌炎？如何确诊？

幼年皮肌炎是最常见的儿童风湿性疾病之一，病因不明。其特征是皮肤和肌肉的非化脓性炎症，可发生多个脏器受累。各个年龄的孩子都可能发病，女孩较多见。

如果孩子有典型的临床表现，则比较容易确诊，患儿可表现为：

✿ 肌无力表现：最初患儿表现为上楼困难、不能蹲下、穿衣困难等，逐渐发展为坐、立、行动和翻身困难。可有眼睑下垂、斜视、吞咽困难、呛咳等。

✿ 典型皮疹：面部及上眼睑可出现紫红色皮疹，手指关节背侧有红色鳞屑样皮疹。

✿ 血生化提示肌酸激酶、谷草转氨酶和醛缩酶升高。

✿ 肌电图提示肌源性损害。

如果孩子有肌肉无力的表现或典型皮疹，建议就诊于风湿病专业门诊以明确诊断。

什么是多发性肌炎?

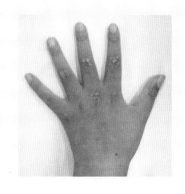

多发性肌炎和皮肌炎是以皮肤和肌肉病变为主要表现的炎性结缔组织病。其临床特点是四肢近端肌肉、颈肌及吞咽肌等肌肉组织出现炎症改变,发生对称性肌无力,并可累及多个系统和器官。同时有皮肤和肌肉的病变称为皮肌炎,仅有肌肉病变而无皮炎时称为多发性肌炎。

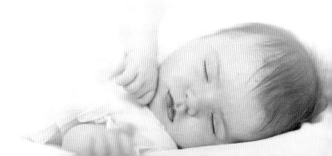

皮肌炎的皮肤损害有何特点?

皮肌炎的皮肤损害有如下特点:

✿ 典型的皮疹是上眼睑或上、下眼睑紫红色皮疹伴轻度水肿。皮疹可逐渐蔓延至前额、鼻梁、上颌骨部位,类似蝶形红斑,一般没有瘙痒、疼痛等不适。

✿ 颈部和上胸部领口暴露的皮肤出现暗红色斑,消退后可能有色素沉着。

✿ Gottron 征:皮疹多发生在双手指、足趾伸侧的关节部位,也可出现在肘、膝和踝关节伸侧。皮疹呈红色或紫红色,为米粒至绿豆大小,可融合成斑块,伴有鳞屑或出现皮肤萎缩及色素减退。

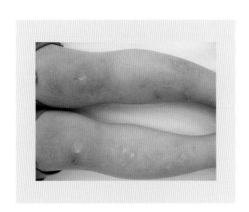

多发性肌炎和皮肌炎与
肿瘤有什么关系？

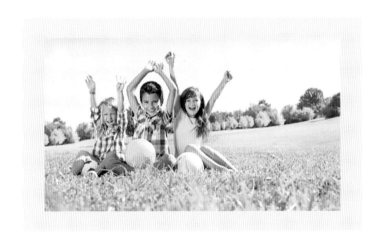

　　成人多发性肌炎（PM）和皮肌炎（DM）常并发恶性肿瘤。多发性肌炎和皮肌炎患者恶性肿瘤的发生率比正常人群明显升高。伴发肿瘤的类型多种多样，男性患者肺癌、鼻咽癌发生率高，女性患者乳腺癌、卵巢癌发生率较高。肿瘤通常在确诊PM和DM后发现。所以，如果患者确诊为PM或DM，应积极筛查肿瘤，对于肿瘤阴性的患者也应定期随诊筛查肿瘤。

多发性肌炎和皮肌炎应与
哪些疾病鉴别?

多发性肌炎和皮肌炎应该与感染后肌炎、风湿性疾病中的系统性红斑狼疮及混合结缔组织病等鉴别。此外,与神经科某些疾病,如重症肌无力、进行性肌营养不良、多发性神经根炎、脊髓灰质炎及脊髓炎等也需要鉴别。

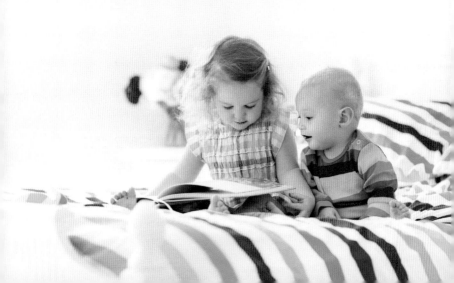

幼年皮肌炎需要怎么治疗？

✿ **一般治疗**：如果孩子有吞咽困难，需进食流食、半流食，甚至鼻饲。急性期肌肉无力症状好转后尽早进行按摩。如孩子没有明显的不适，应鼓励孩子积极运动以增强肌力。

✿ **药物治疗**：

◎ **糖皮质激素**：是本病的首选药物，患儿及家长需严格遵从医嘱，不能自行减药或停药。一般总疗程不少于 2 年。一些激素制剂如地塞米松和曲安西龙(triamcinolone)可引起激素性肌炎，应避免使用。

◎ **羟氯喹**：如患儿皮疹严重时，可与激素同用。

◎ **免疫抑制剂**：可根据病情加用免疫抑制剂如甲氨蝶呤、环孢素 A、硫唑嘌呤、霉酚酸酯等。

幼年皮肌炎能治好吗？

多数患儿经过正规治疗 2 年左右可停用激素，患儿可正常生活。病情重或者延误治疗，而导致病变累及肺部严重的，可能治疗周期比较长。激素停药过早、减量过快是导致复发的重要原因。所以，患儿应及早就诊，规律随诊。

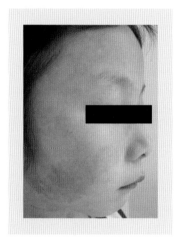

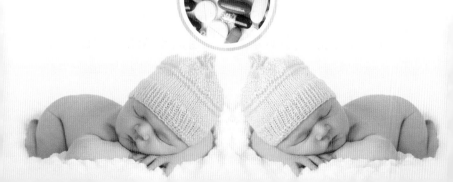

过敏性紫癜临床表现是什么?

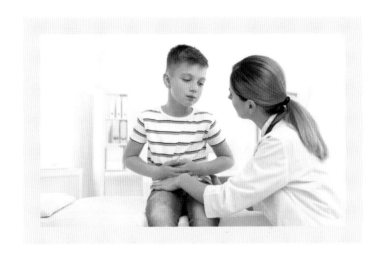

　　过敏性紫癜是一种以全身小血管炎症为主要病变的血管炎综合征。临床表现为皮疹,初起呈紫红色,继而呈棕褐色,多见于下肢及臀部,上肢、面部较少。紫癜稍凸于皮肤,大小不等,有的融合成片,可出现出血性水疱,坏死后形成溃疡。一般在数天内逐渐消退,但可反复发作。2/3 患儿可有胃肠道症状,如肚子疼,多见阵发性绞痛或持续性钝痛等,伴呕吐,部分患儿出现呕血、血便,少数可并发肠套叠、肠梗阻、肠穿孔及出血性小肠炎,需行外科手术。可有关节疼痛、肿胀,多为暂时性。肾脏症状,如蛋白尿、血尿、管型尿等,轻重不等,可出现在疾病任何时期。少见的症状有:中枢神经系统症状、昏迷、蛛网膜下腔出血、视神经炎、吉兰-巴雷综合征。还可见肌肉内、结膜下及肺出血,反复鼻出血、腮腺炎、心肌炎及睾丸炎。

过敏性紫癜如何治疗？
预后怎样？

大部分孩子采取支持和对症治疗即能痊愈,需警惕腹型、肾型紫癜导致的严重并发症。

✿ 一般治疗:急性期卧床休息。注意寻找和避免接触过敏原,适量补液,保持水电解质平衡。可口服维生素 C 和芦丁片改善血管壁通透性。口服双嘧达莫抗血小板凝集治疗。

✿ 腹型紫癜,尤其大便隐血阳性者:予禁食,待症状好转后再渐过渡至流质饮食、少渣、软饭至普食。同时予以静脉补液和糖皮质激素,症状缓解后即可停用。

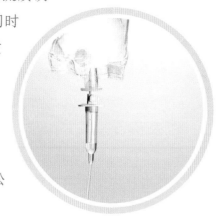

✿ 关节炎:多数情况无需处理,必要时可短期应用小剂量泼尼松或非甾体抗炎药。

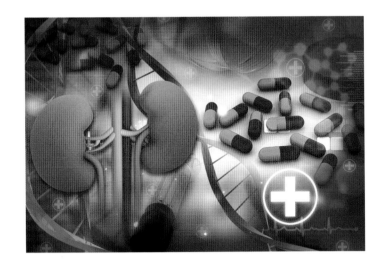

✿ 紫癜性肾炎:根据受累程度,酌情选用中药制剂、糖皮质激素及免疫抑制剂。

✿ 严重病例可用大剂量静脉丙种球蛋白冲击治疗,急进性肾炎可用血浆置换疗法,肾衰竭时行透析治疗。

本病常在 1 周~2 个月内自行痊愈,多数患儿预后良好,部分可反复,少数重症患儿可死于肠出血、肠套叠、肠坏死或急性肾衰竭。肾脏受损程度是决定预后的关键因素。大多数轻度肾脏损害者都能逐渐恢复,有新月体形成的肾小球肾炎患儿,有 80%1 年内发展为终末期肾炎。共约 2% 的患儿发生终末期肾炎。

风湿热有什么临床表现？

风湿热多发生于 5～15 岁的孩子，在患病前 1～5 周往往有咽炎、扁桃体炎和猩红热等链球菌感染。发病时多会出现发热、乏力、食欲缺乏、面色苍白、多汗、鼻出血、腹痛等，突出的表现是游走性的关节炎，常发生在膝、踝、肘、腕等大关节，局部肿胀、疼痛，关节表面温度增高，活动受限。半数患儿有心肌炎，轻症可无症状，重者可有胸闷、心慌或心前区不适、活动后气急，甚至心力衰竭。少数孩子表现为舞蹈病，出现全身或局部的肌肉不自主快速运动，如挤眉弄眼、伸舌歪嘴、耸肩缩颈等，重者出现语言障碍、书写困难、精细动作不协调。另外还会出现环形红斑和皮下小结。

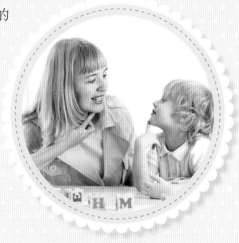

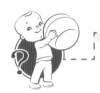

风湿热好治吗？
会留下后遗症吗？

风湿热的孩子如果能早期诊断,积极治疗,规范预防复发,大多数能够痊愈,不留后遗症。但如果孩子有严重的心肌炎,心力衰竭难以控制,或因隐匿性心肌炎导致心脏瓣膜永久性损害,则预后较差,会发展为慢性风湿性心脏病,甚至会有生命危险。风湿热的关节炎往往治疗效果好,不会留有后遗症。所以家长发现孩子在链球菌咽炎后,出现发热、乏力、关节肿痛、胸闷、心慌等不适时,应尽早就医,及时诊治。并且一定要坚持给风湿热的孩子每 4 周注射 1 次长效青霉素,预防链球菌感染,防止疾病复发,至少需坚持 5 年以上,就预后而言预防复发与治疗疾病同样重要。

什么是链球菌感染后综合征?

链球菌感染后综合征(又称链球菌感染后状态):主要见于急性链球菌感染后 2~3 周内出现发热、乏力、关节痛、抗"O"增高、血沉中等程度增快,但心脏无明显病变,也无环形红斑和皮下小结。经抗感染治疗或阿司匹林治疗后症状很快消失,一般也不复发。但家长需带孩子定期门诊随访,以防不典型风湿热漏诊。

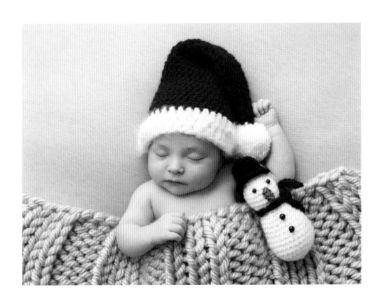

什么是川崎病？如何诊断？
川崎病会损害脏器吗？

川崎病又称皮肤黏膜淋巴结综合征,是一种以全身性中、小动脉炎性病变为主要病理改变的急性发热发疹性疾病。

诊断标准为发热5天以上,伴下列5项临床表现中4项者,排除其他疾病后,即可诊断为川崎病:

🌼 四肢变化:急性期掌跖红斑、手足硬性水肿,恢复期指(趾)端膜状蜕皮。

🌼 多形性红斑。

🌼 眼结膜充血。

🌼 口唇充血皲裂,口腔黏膜弥漫充血,舌乳头呈杨梅舌。

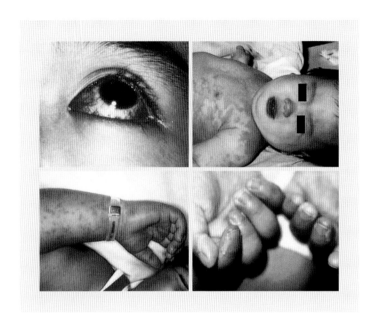

⚙ 颈部淋巴结肿大。

如上述 5 项临床表现中不足 4 项,但超声心动图有冠状动脉损害,亦可确诊。也有患儿表现不典型,应注意。

血管无处不在,所以川崎病肯定会引起脏器损伤,最严重的是对冠状动脉的损害,导致心脏损伤。此外,血管炎累及其他脏器,涉及肾、肺、胃肠、肝、脾、生殖腺、唾液腺和脑等全身器官,均可引起损害。

孩子得了川崎病如何治疗?

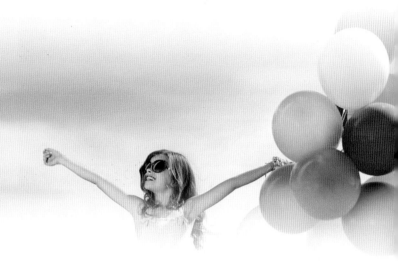

川崎病是一种以全身性中、小动脉炎性病变为主要病理改变的急性发热发疹性疾病。为了控制全身中小动脉炎症,早期应口服阿司匹林。

川崎病对机体最严重的危害是冠状动脉损害,在阿司匹林的使用基础上,加用丙种球蛋白治疗可降低冠状动脉病变发生率,并且缩短发热时间,一次性大剂量静脉滴注效果更佳。

　　有的患儿对丙种球蛋白不敏感,可以考虑使用糖皮质激素。此外,在治疗过程中根据病情变化及时对症治疗,比如加用双嘧达莫抗血小板聚集、补充液体、控制心力衰竭等,严重冠脉病变者应进行外科手术治疗。

　　绝大多数患儿预后良好,适当治疗可以逐渐康复,但有些患儿痊愈后会有复发,并且此病与成年后心脏疾病的发生有一定关系,所以一定要注意定期复查。

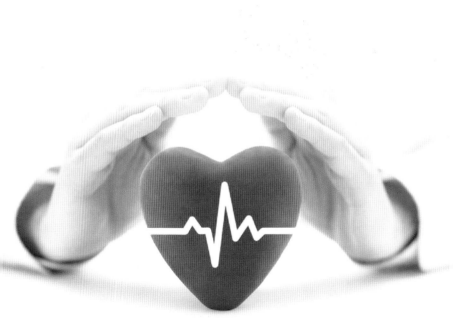

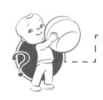

什么是药物性红斑狼疮？
哪些药物可引起红斑狼疮？

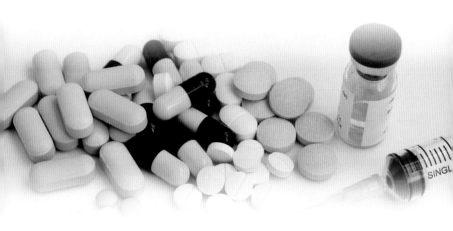

药物性红斑狼疮是指应用某种药物所致的红斑狼疮样综合征。近50年来陆续发现可诱发狼疮的药物有46种，常见的有肼屈嗪、普鲁卡因、异烟肼、二苯硫脲、氯丙嗪、卡马西平、保泰松、呋喃妥因、米诺环素、青霉胺、左旋多巴、谷氨酸、α干扰素、可乐定、维拉帕米等。

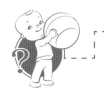

系统性红斑狼疮的
皮肤损害有什么特点？

　　70%的系统性红斑狼疮患儿可见皮肤症状。典型的皮肤损害有蝶形红斑,见于约50%的病例,皮疹位于两颊和鼻梁,为鲜红色的红斑,边缘清晰,伴有轻度水肿,很少累及上眼睑。有时可伴毛细血管扩张、鳞片状脱屑。炎性渗出加重时可见水疱、痂皮。这种红斑消退后一般不留瘢痕,但有时可留有棕色色素沉着。其他皮肤表现有红色斑疹、丘疹、急性丹毒样或大疱样皮疹、糜烂、结痂和出血性紫癜等。全身各部位均可见到。手掌、足底和指(趾)末端常有红斑。口腔黏膜、

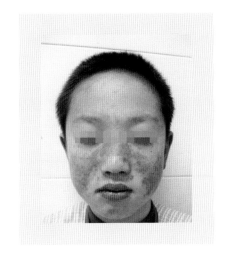

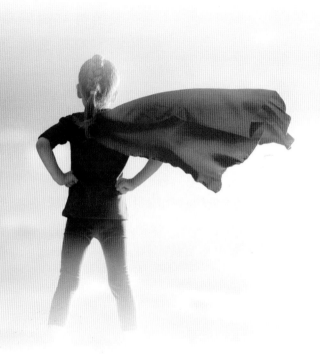

牙龈、硬腭、软腭可出现红斑和溃疡,类似溃疡也可出现于鼻黏膜。此外,患儿还可出现脱发、雷诺现象、指(趾)坏疽等。患儿常有日光过敏,暴晒后皮疹加重或出现新皮疹。

系统性红斑狼疮患儿的
关节和肌肉疼痛有什么特点?

约 70%~80% 的狼疮患儿有关节症状,表现为关节肿胀或关节疼痛。50% 的患儿起病时有关节炎,可见于腕、肘、肩、膝、踝以及手指关节。可为游走性,也可呈持续性,但很少引起关节破坏和畸形。部分患儿可出现肌痛和肌无力。

系统性红斑狼疮患儿为什么出现贫血、白细胞和血小板减少?

多数患儿有不同程度的贫血,由多种因素引起,包括慢性疾病引起的缺铁性贫血和肾功能不全或出血而引起的贫血。也可是自身免疫性溶血所致,此类患儿除贫血外,还伴有网织红细胞增多和 Coombs 试验阳性。约 50% 患儿白细胞减少,15%~30% 出现血小板减少,骨髓细胞学检查可见粒系细胞及巨核系细胞的增多。

系统性红斑狼疮患儿的
肾病有哪些表现?

对于系统性红斑狼疮患儿,临床出现肾脏受累者约占 50%～80%。临床表现可以是蛋白尿、血尿、肾功能减退、水肿和高血压。狼疮肾炎临床表现一旦出现持续的氮质血症、血肌酐(SCr)≥88.7μmol/L(发病 2个月内)、内生肌酐清除率(CCr)明显下降、大量蛋白尿、红细胞管型和蜡样管型或有持续性高血压[舒张压 > 12kPa(90mmHg),>4 个月],均提示肾脏损害严重,预后不良。

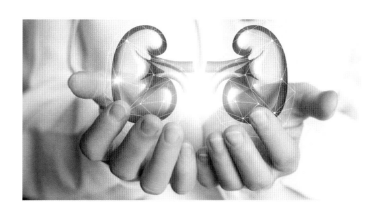

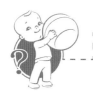

什么是盘状红斑狼疮?

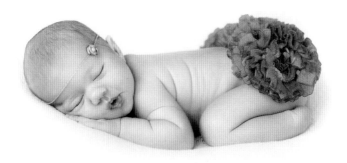

盘状红斑狼疮是慢性复发性疾病,其皮疹呈持久性盘状红色斑片,多为圆形、类圆形或不规则形,大小为几毫米,甚至 10mm 以上,边界清楚。皮疹表面有毛细血管扩张和灰褐色黏着性鳞屑覆盖,鳞屑底面有角栓凸起,剥除鳞屑可见扩张的毛囊口。

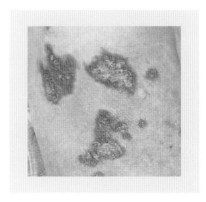

男孩也会得狼疮吗?
男性狼疮有什么特点?

　　男孩也会得系统性红斑狼疮(SLE)。男性 SLE 蝶形红斑、光敏感、脱发、雷诺现象的症状均较女性少见,不典型皮疹多于女性,男性 SLE 肾脏、肝脏、中枢神经系统及呼吸系统损害均较女性常见且严重,造成男性 SLE 误诊率高、愈后差。

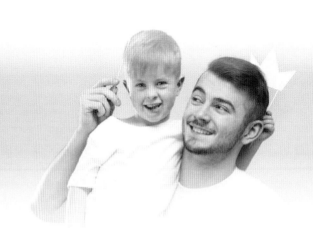

狼疮性肾炎为什么要做肾穿刺？
有什么病理类型？

肾脏穿刺可以明确狼疮性肾炎的病理类型。狼疮性肾炎的病理类型(表1)对于估计预后和指导治疗有积极的意义。肾脏病理还可提供狼疮性肾炎活动性的指标,如肾小球细胞增殖性改变、纤维素样坏死、核碎裂、细胞性新月体、透明栓子、金属环、炎性细胞浸润、肾

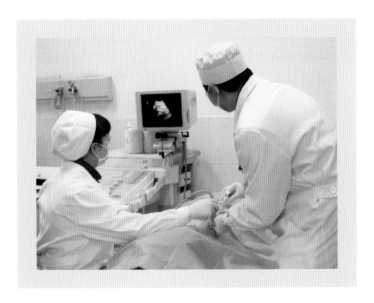

小管间质的炎症等均提示狼疮性肾炎活动,而肾小球硬
化、纤维性新月体、肾小管萎缩和间质纤维化则是狼疮
性肾炎慢性指标。

表 1　国际肾脏病学会／肾脏病理学会(ISN/RPS) 狼疮性肾炎(LN)分型(2004 年)	
分型	临床表现
Ⅰ	轻微系膜性 LN (光镜正常,免疫荧光和电镜可见系膜区免疫复合物沉积)
Ⅱ	系膜增殖性 LN
Ⅲ	局灶性 LN (<50%的小球受累。应列出活动性、硬化性病变及其程度)
Ⅳ	弥漫节段性(Ⅳ-S)或弥漫性球性(Ⅳ-G) LN (≥50%的小球受累。应列出纤维素样坏死、新月体及其程度)
Ⅴ	膜性 LN(如可合并Ⅲ型或Ⅳ型 LN,应予分别诊断)
Ⅵ	晚期的硬化性 LN (≥90%的小球表现为球性硬化,且不伴残余的活动性病变)

系统性红斑狼疮患儿会不会有眼部病变？

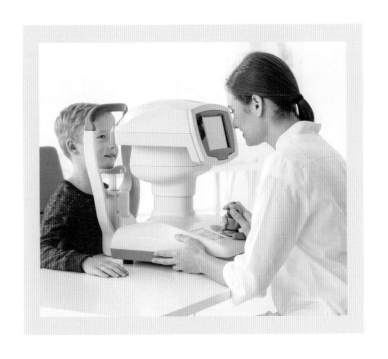

系统性红斑狼疮患儿会有眼部病变，可出现巩膜炎、虹膜炎、视网膜血管炎和出血。眼底检查可见棉絮状斑。

系统性红斑狼疮患儿
为什么会发生脑病？

到目前为止，有关狼疮性脑病的发病机制尚不清楚。目前认为自身抗体、微血管病变及炎性介质在其发病中占重要地位。自身抗体可通过直接损伤神经元或胶质细胞导致神经精神障碍，并发生相关的临床症状，此外，其可以通过对脑血管的直接作用及对凝血系统的

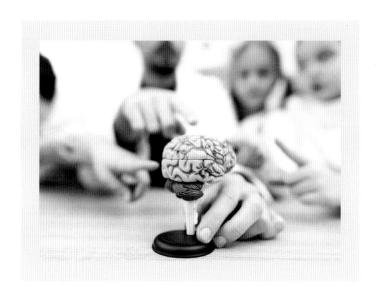

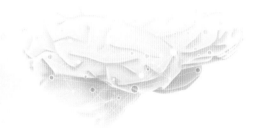

影响而导致神经系统的病变。而血清和脑部产生的细胞因子可以通过损伤血脑屏障而引起其通透性增加,脑脊液中的细胞因子及其诱导的其他炎性介质可能通过直接的细胞毒作用或通过活化内皮细胞、损伤血管等间接机制导致脑组织的损伤,导致狼疮性脑病的出现。

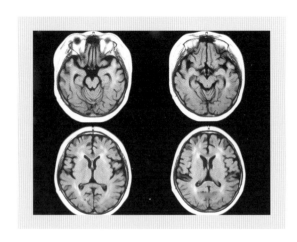

系统性红斑狼疮患儿
有哪些消化道症状?

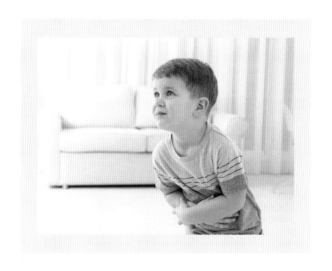

　　系统性红斑狼疮(SLE)患儿可有腹痛、腹泻、恶心、呕吐等。少数患儿可发生无菌性腹膜炎,出现腹痛和腹水。偶可发生肠道坏死性血管炎而致肠坏死或穿孔,需外科手术治疗。活动期 SLE 可出现肠系膜血管炎,其表现类似于急腹症。SLE 还可并发急性胰腺炎。

系统性红斑狼疮如何诊断？

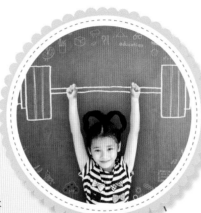

目前普遍采用美国风湿病学会1997年推荐的系统性红斑狼疮分类标准(表2)。系统性红斑狼疮分类标准的11项中,符合4项或4项以上者,可诊断系统性红斑狼疮。其敏感性和特异性均>90%。

表 2　美国风湿病学会推荐的系统性红斑狼疮分类标准（1997 年）		
1	颊部红斑	固定红斑,扁平或隆起,在两颧突出部位
2	盘状红斑	片状隆起于皮肤的红斑,黏附有角质脱屑和毛囊栓;陈旧病变可发生萎缩性瘢痕
3	光过敏	对日光有明显的反应,引起皮疹,从病史中得知或医师观察到
4	口腔溃疡	经医师观察到的口腔或鼻咽部溃疡,一般为无痛性
5	关节炎	侵蚀性关节炎,累及 2 个或更多的外周关节,有压痛、肿胀或积液
6	浆膜炎	胸膜炎或心包炎
7	肾脏病变	尿蛋白 >0.5g/24h 或 +++,或管型(红细胞、血红蛋白、颗粒或混合管型)
8	神经病变	癫痫发作或精神病变,除外药物或已知的代谢紊乱
9	血液学疾病	溶血性贫血,或白细胞减少,或淋巴细胞减少,或血小板减少
10	免疫学异常	抗 dsDNA 抗体阳性,或抗 Sm 抗体阳性,或抗磷脂抗体阳性(后者包括抗心磷脂抗体或狼疮抗凝物阳性,或至少持续 6 个月的梅毒血清试验假阳性的三者中具备一项阳性)
11	抗核抗体	在任何时候和未用药物诱发"药物性狼疮"的情况下,抗核抗体滴度异常

系统性红斑狼疮应与
哪些疾病鉴别？

系统性红斑狼疮(SLE)应与以下疾病相鉴别：

⚙ **感染性疾病**：病毒感染如细小病毒 B19 感染，可出现面颊部皮疹及关节炎表现，EB 病毒感染可出现发热、皮疹、关节痛、肝酶增高和血液系统受累，需通过检查相应病毒抗休或 DNA 等排除；败血症亦可出现类似于 SLE 的全身症状，需通过血培养等明确诊断。有肾脏受累的患儿尚需除外急性链球菌感染后肾炎。

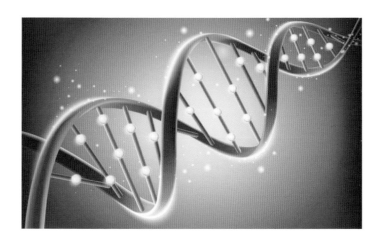

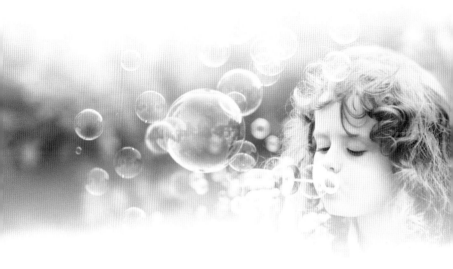

　　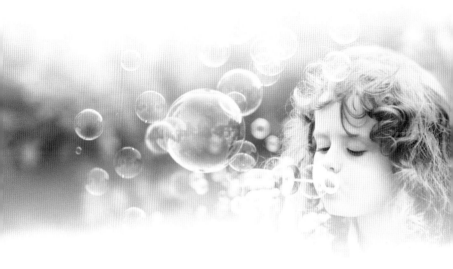**恶性病**：如白血病、淋巴瘤等。血涂片及骨髓涂片等有助于进一步诊断。

　　血液系统疾病：如血小板减少性紫癜、溶血性贫血等。

　　其他风湿免疫性疾病：如幼年特发性关节炎、皮肌炎、硬皮病、混合性结缔组织病、血管炎、抗中性粒细胞胞质抗体相关性血管炎。

　　药物所致的狼疮样综合征：常见的药物为抗惊厥药物如苯妥英钠、卡马西平、异烟肼、四环素等，停药后症状多可消失为鉴别点。

儿童系统性红斑狼疮如何治疗？ 药物的副作用大吗？

儿童系统性红斑狼疮需要应用非甾体抗炎药、抗疟药物、肾上腺皮质激素及免疫抑制剂治疗。所应用药物副作用相对较大，如非甾体抗炎药物可致肝肾损害，羟氯喹可致视网膜变性造成失明，激素副作用有严重细菌感染、肺结核扩散、真菌感染或病毒感染、高血压、骨质疏松、股骨头无菌坏死、生长发育停滞、消化道出血、白内障、糖尿病和精神症状等，免疫抑制剂可有骨髓抑制、肝功损害等。需要定期到专业门诊复诊，监测患儿有无副作用出现，从而调整治疗方案。

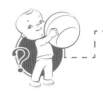

激素是引起红斑狼疮患儿
无菌性骨坏死的直接原因吗?

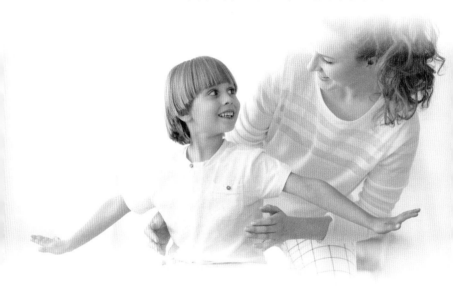

　　无菌性骨坏死是系统性红斑狼疮(SLE)的常见并发症之一,其受累部位以股骨头多见。大剂量糖皮质激素是致无菌性骨坏死的肯定危险因素,但并不是唯一因素。SLE这一疾病本身的一些因素可能与无菌性骨坏死发生有关,包括雷诺现象、口腔溃疡、肾脏受累、血管炎、高脂血症等。

系统性红斑狼疮合并无菌性骨坏死如何治疗？

💮 **非手术治疗：**

◎ 避免负重。

◎ 药物治疗：氢化麦角碱、长春胺、硝苯地平等能增强纤维蛋白溶解作用，可缓解髋关节疼痛。

◎ 电刺激治疗：可促进骨再生及新血管形成。

◎ 其他：如介入疗法、高压氧治疗等。

💮 **手术治疗：**中心减压；截骨术、植骨术、支撑架植入术、髋关节置换术等。

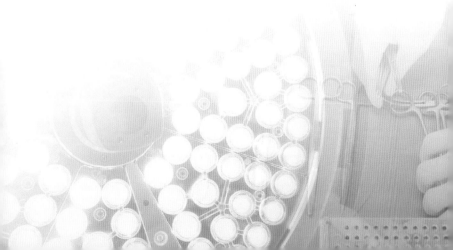

系统性红斑狼疮预后
取决于哪些因素?

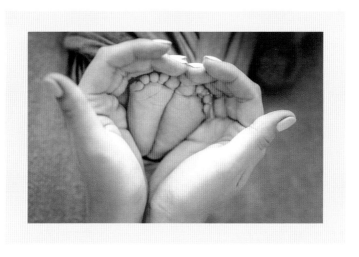

　　儿童系统性红斑狼疮的预后与疾病的活动程度、肾脏损害的类型和进展情况、临床血管炎的表现以及多系统受累的情况有关。弥漫增殖性狼疮肾炎(Ⅳ型)和持续中枢神经系统病变预后最差。死亡原因常见为感染、肾衰竭、中枢神经系统疾患和脑血管意外、肺出血、肺动脉高压及心肌梗死等。

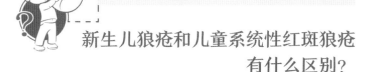

新生儿狼疮和儿童系统性红斑狼疮
有什么区别？

新生儿狼疮综合征多见于患系统性红斑狼疮的母亲所生育的新生婴儿，患儿由于母体的自身抗体经胎盘传递给胎儿，生后即出现短暂的皮肤及血液改变和持续的心脏异常等。与儿童系统性红斑狼疮不同，先天性完全性心脏传导阻滞是新生儿狼疮的最严重表现，引起胎儿心动过缓而导致心力衰竭。

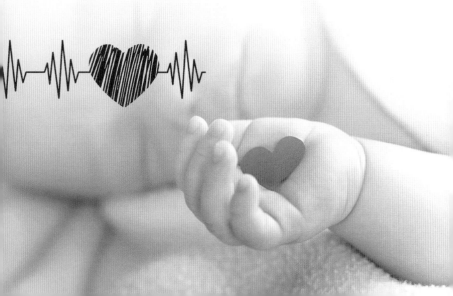

新生儿狼疮如何治疗?
会有后遗症吗?

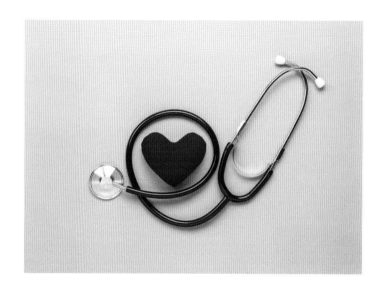

　　除心脏损害外,新生儿狼疮的临床表现是暂时的,不需治疗可自行消失。伴心脏损害者病死率约5%~30%。新生儿期出现严重心动过缓,应使用起搏器。如胎儿时期发生心动过缓,必要时可在适当孕期引产后使用起搏器。

什么是硬皮病?
硬皮病有哪几种临床分型?

硬皮病是儿童时期少见的慢性结缔组织病,以皮肤局限或弥漫性增厚为主要特点。

硬皮病分为局限性硬皮病和系统性硬化症两种类型。局限性硬皮病以局限性皮肤增厚和纤维化为主,系统性硬化症除皮肤损害外,可影响内脏器官,如心、肺、肾和消化道也可能受侵犯。

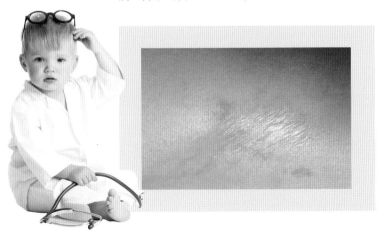

硬皮病有哪些皮肤病变?

硬皮病的皮肤改变可分为三期:

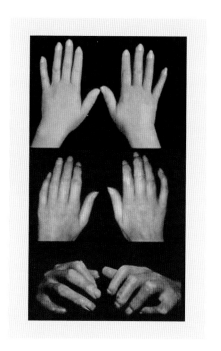

❀ 水肿期: 初期在病变的皮肤局部出现水肿,界限分明,隆起于皮肤表面,呈紫蓝色,病变缓慢地进入硬化期。

❀ 硬化期: 病变皮肤增厚,中心厚实而色淡,边缘色深。病变附近的大块皮肤亦有轻度色素沉着。

❀ 萎缩期: 后期病变局部及皮下组织萎缩。

如何诊断局限性硬皮病?

局限性硬皮病主要是根据临床表现来诊断的,以局限性皮肤增厚和纤维化为主。目前国际上根据局限性硬皮病皮损类型将其分为5种不同亚型:

🌼 局限性硬斑:即斑块面积<3cm,躯干多见。

🌼 广泛性硬斑:即存在4块以上的硬斑,且斑块面积≥3cm,包括以下2处以上的解剖部位(头颈部、右上肢、左上肢、右下肢、左下肢、前胸、后背),但无面部及手指受累。

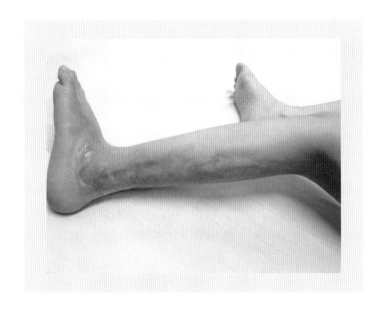

✿ **带状硬皮病**：根据其受累部位分为两种亚类，即肢体带状硬化及头部带状硬化。

✿ **全硬化性硬斑**：即硬皮病影响躯干、四肢或面部的皮肤，出现硬化增厚，全层组织包括骨组织，出现肌肉萎缩，关节挛缩，但无手指和足趾受累。

✿ **混合性硬皮病**：即 2 种或 2 种以上硬皮病亚型同时存在。

如何诊断系统性硬化症？

目前系统性硬化症的诊断标准应用的是欧洲儿童风湿病学会、美国风湿病学会及欧洲抗风湿病联盟的儿童系统性硬化症诊断标准,满足 1 条主要诊断标准和 2 条以上次要标准即可诊断(表 3)。

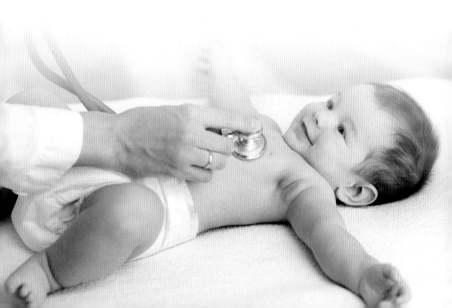

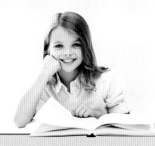

表3　儿童系统性硬化症诊断标准

主要诊断标准（必备条件）:近端硬皮病表现或皮肤硬化。

次要诊断标准（至少满足下列2条）:

(1) 皮肤表现:指端硬化。

(2) 外周血管表现:雷诺现象,甲襞毛细血管扩张,指端溃疡。

(3) 胃肠道表现:吞咽困难,胃食管反流。

(4) 心血管表现:心律不齐,心功能衰竭。

(5) 肾脏表现:肾危象,新出现的肾性高血压。

(6) 呼吸系统表现:肺纤维化(高分辨CT/胸片),肺一氧化碳弥散功能降低,肺动脉高压。

(7) 神经系统表现:神经精神病变,腕管综合征。

(8) 骨骼肌肉表现:肌腱摩擦音,关节炎,肌炎。

(9) 血清学检查:1) 抗核抗体阳性;
2) 硬皮病相关抗体:抗着丝点抗体,抗拓扑异构酶Ⅰ抗体(Scl-70),抗纤维蛋白抗体,抗PM/Scl抗体,抗RNA聚合酶Ⅰ/Ⅲ抗体等。

硬皮病有哪些治疗方法？

局限性硬皮病病变局部可外用糖皮质激素制剂,严重病例可口服小剂量糖皮质激素及甲氨蝶呤。系统性硬化症:激素能缓解该病所致关节炎、肌炎、心包炎、心肌损害、肺间质病变的炎症期,但推荐小剂量应用。已证明免疫抑制剂如甲氨蝶呤、环磷酰胺等对本病有效。血管活性药物如钙拮抗剂、前列腺素或其类似物、血管紧张素受体拮抗剂、血管紧张素转化酶抑制剂(ACEI)、内皮素受体阻滞剂、中药丹参等对改善微血管病变,治疗雷诺现象、指端溃疡及皮肤病变有效。抗纤维化药物青霉胺、秋水仙碱等在儿童中少用。

混合性结缔组织病
有什么特点?

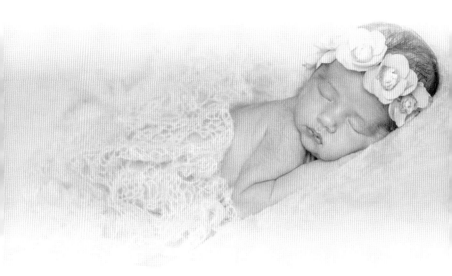

　　混合性结缔组织病特点为患儿有类似系统性红斑狼疮、系统性硬化症、多发性肌炎、类风湿性关节炎等疾病持续的部分临床表现,但又不能确诊为上述任何一种疾病,抗核抗体和抗 U1RNP 抗体高滴度阳性,可能有肾脏病变,糖皮质激素治疗有效,预后较好。

什么是重叠综合征？

重叠综合征是指患儿有 2 种或 2 种以上结缔组织病的重叠。这种重叠可同时发生，也可以在不同时期先后发生。重叠综合征通常发生于 6 种疾病，包括系统性红斑狼疮、幼年特发性关节炎、幼年皮肌炎 / 多发性肌炎、干燥综合征、结节性多动脉炎。

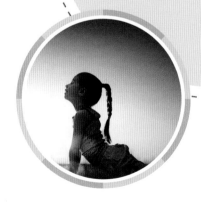

什么是未分化结缔组织病?

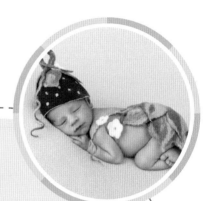

　　有些患儿早期有结缔组织病表现,如雷诺现象、关节痛、肌痛和手肿胀等,但是不能明确诊断为任何一种结缔组织病,可称为未分化结缔组织病。此类患儿应继续随访,该病发展为特定的结缔组织病往往需要许多年。

什么是干燥综合征?

干燥综合征是一种全身性慢性、自身免疫性疾病。可分为原发性干燥综合征和继发性干燥综合征(如继发于系统性红斑狼疮、类风湿性关节炎、系统性硬皮病等)。泪腺和唾液腺受累最常见,从而形成干燥性角结膜炎和口腔干燥症,即人们常说的口干、眼干。

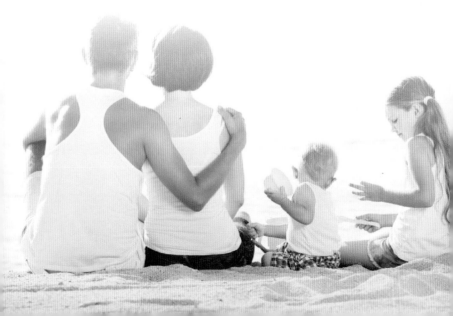

干燥综合征会出现
脏器损伤吗?

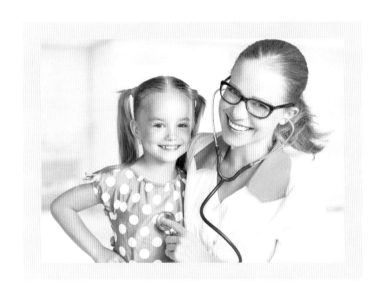

　　干燥综合征是全身慢性炎症性自身
免疫性疾病,也就是说可以累及全身各个
脏器,包括:心脏、肾脏、肌肉和关节、神经
系统、消化系统(肝、脾、胰腺)、呼吸系统
(肺脏)、内分泌系统(如甲状腺)。

干燥综合征是如何诊断的?

干燥综合征主要是泪腺和唾液腺受累。唾液腺受累时孩子可出现口干症状,尤其是吞咽干性食物时需多次饮水,或者有腮腺反复肿大。泪腺受累时孩子可出现自觉不能忍受的眼干,有沙子进眼的感觉。如果孩子有上述症状,则需要就诊于风湿免疫科,以进一步完善腮腺造影、唇腺活检等检查。

干燥综合征要同哪些疾病鉴别?

干燥综合征需要和以下疾病鉴别:

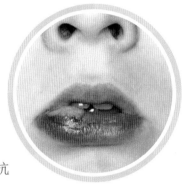

💠 **系统性红斑狼疮**:该病多见于女孩,可有典型的蝶形红斑,脱发、口腔溃疡常见,肾脏受累明显。抗 dsDNA 及抗 Smith 抗体阳性。

💠 **幼年特发性关节炎**:该病可逐渐进展为关节畸形。干燥综合征可伴有关节病变,但一般无骨质破坏及关节畸形。

💠 **其他伴有口眼干燥症状的疾病**:如淋巴瘤、淀粉样变、结节病、糖尿病、慢性胰腺炎、肝硬化、沙眼均可引起泪腺、唾液腺受累,引起口眼干燥症状,但这类疾病可有相应疾病的表现,并且抗 SSA/SSB 抗体阴性。

干燥综合征如何治疗？

干燥综合征的治疗是在风湿科、眼科、口腔科等多科医师的协助下进行的。本病是慢性病,目前不能根治。

无脏器损害的患儿主要是对症治疗。口干者可多饮水,眼干者可予人工泪液减轻眼干症状。皮肤干燥者可使用润肤品。

有多系统损害的患儿应在对症治疗的同时,进行全身系统治疗。

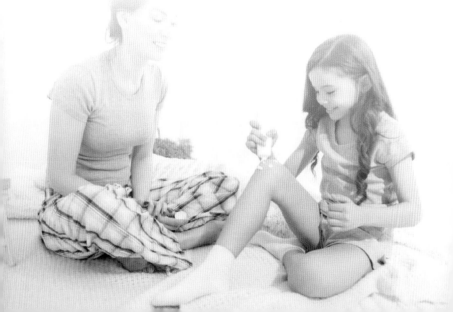

多发性大动脉炎有哪些临床表现?

多发性大动脉炎是大动脉及其分支的炎症,不同动脉受到累及就会出现不同的表现。比如颈部的动脉有炎症,如造成狭窄,可能会出现头晕、头痛,严重的还会出现晕厥或者昏迷;四肢的动脉受到累及,会出现相应肢体供血减少的表现,比如肢体无力、间歇性跛行、酸痛、麻木,还会出现脉搏减弱或者消失;腹部的肾动脉受到累及后,可能会出现血压高等表现。

如何治疗多发性大动脉炎？

在多发性大动脉炎活动期,需要用激素治疗,常用的是泼尼松片。还要加些免疫抑制剂,比如环磷酰胺、甲氨蝶呤等。还可以用些血管活性药物。如果疾病已经发生很长时间了,血管狭窄明显,C反应蛋白正常,血沉正常,内科治疗效果不好,就需要考虑血管外科的介入治疗了。

什么是结节性多动脉炎？

　　　　结节性多动脉炎是一种中、小血管的炎症性疾病,全身的中、小动脉都有可能出现病变,表现多种多样。从外表看,可以看到分布于四肢的皮下结节,从指甲大小到硬币大小,沿着血管分布,呈红色,压上去会有疼痛感。同时还可能有内脏的功能损害,比如肾脏、肝脏、心脏等脏器功能损害。

如何早期诊断结节性多动脉炎?

如果无明显的原因而出现体重迅速下降、发热,而且皮肤出现结节,压下去会有疼痛感,或者有多个脏器功能损害,比如肾功能、心功能等异常,应该想到结节性多动脉炎。可以做动脉造影,也可以做皮肤结节的病理活检,帮助诊断结节性多动脉炎。

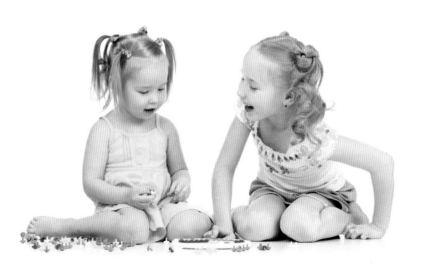

什么是肉芽肿性血管炎？
肉芽肿性血管炎有哪些临床表现？
如何诊断？

肉芽肿性血管炎是一种累及小动脉、小静脉及毛细血管的血管炎性疾病。主要有上呼吸道、肺部及肾脏的病变。

肉芽肿性血管炎的临床表现有皮疹、流鼻涕、咳嗽、咯血、呼吸困难、血尿、蛋白尿、高血压等表现，严重时会有鼻中隔穿孔、鼻骨破坏、鼻梁塌陷、肾衰竭、呼吸功能衰竭等。

肉芽肿性血管炎的诊断标准主要有：

❀ 反复慢性鼻炎、鼻窦炎。

❀ 肺部病变：咳嗽、咳痰或咯血，胸片或者肺CT提示结节或空洞。

❀ 肾脏改变：血尿或蛋白尿，尿常规镜检可以看到蛋白阳性红细胞，或者红细胞管型。

❀ 病理活检提示肉芽肿性炎症。

❀ 抗中性粒细胞胞质抗体（ANCA）阳性（P-ANCA）或C-AHCA阳性。

符合两条或以上就可以诊断为肉芽肿性血管炎。

什么是显微镜下多血管炎？

显微镜下多血管炎是微动脉、微静脉及毛细血管等小血管的坏死性血管炎。可以有肾脏功能的损害和肺脏功能的损害，表现为血尿、肺出血等。同时还可以有消化道出血、外周神经病变等。化验抗中性粒细胞胞质抗体（ANCA）阳性，以核周型为主。

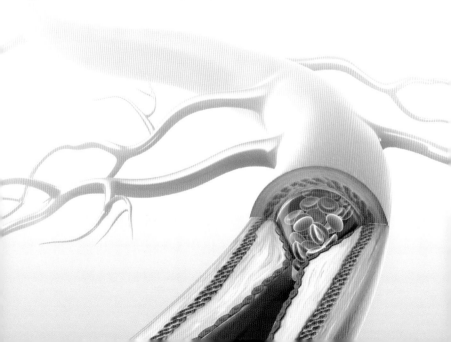

什么是抗中性粒细胞胞质抗体
相关血管炎?

抗中性粒细胞
胞质抗体(ANCA)相
关血管炎是一类疾病,是
一组累及小血管、中血管的血管炎症性疾
病。包括肉芽肿性血管炎、显微镜下多血
管炎及 Churg-Strauss 综合征。它们共
同的特点是 ANCA 阳性。

什么是白塞病?

　　白塞病是一种累及多系统的慢性炎症性疾病,其可侵害人体多个器官,包括口腔、皮肤、关节、肌肉、眼睛、血管、心脏、肺和神经系统等。复发性口腔溃疡、生殖器溃疡和眼部虹膜炎最为常见,故也称眼 - 口 - 生殖器三联症。

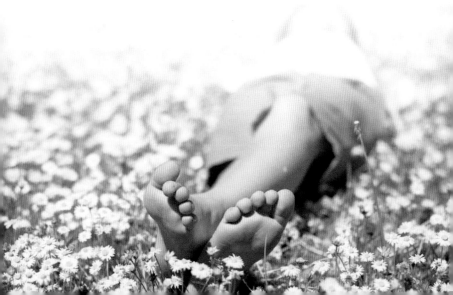

白塞病的皮肤、关节受累有何特点？有哪些内脏损害？

最常见的皮肤损害表现为痤疮样损害、毛囊炎和结节性红斑。典型的白塞病患儿针刺实验阳性（皮肤被针刺后20~48小时，针刺部位有脓疱或毛囊炎）。白塞病的关节受累主要以大关节炎为主。残损性关节病不常见。

白塞病除有溃疡、皮肤病变、眼部表现、关节炎外，可有其他系统表现，常见中枢神经系统、胃肠道病变、肺部异常、肾脏和心脏受累。

白塞病应做哪些检查？
如何诊断？

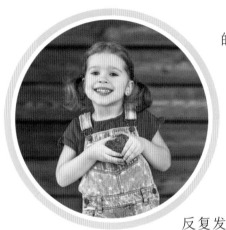

白塞病并无特异性的辅助检查指标，可完善自身抗体、炎性指标（如 C 反应蛋白、血沉）、眼部检查、口腔检查及各主要脏器检查等评估病情。

白塞病的患儿通常有反复发作的口腔溃疡。另外，再具备以下 4 项中的 2 项：

✿ 复发性生殖器溃疡。

✿ 典型局限性眼损伤（慢性复发性双眼葡萄膜炎）。

✿ 典型局限性皮肤损害（结节性红斑、毛囊炎或疱疹性丘疹）。

✿ 皮肤针刺实验阳性。

如何治疗白塞病?

🔅 **一般治疗**:保持口腔、外阴、皮肤、眼清洁,避免接触刺激性食物。溃疡部位应注意护理,防止继发感染,可局部应用抗生素。

🔅 **糖皮质激素**:首选治疗,通常为泼尼松片口服,病症重者需大剂量治疗。

🔅 **免疫抑制剂**:可根据病情轻重及脏器受累情况加用甲氨蝶呤、环孢素、吗替麦考酚酯等。

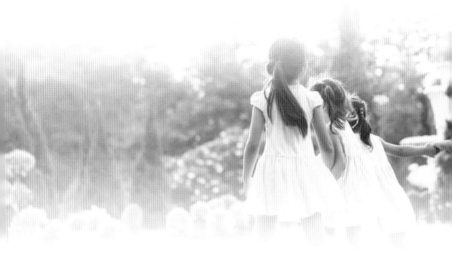

什么是抗磷脂综合征？

　　抗磷脂综合征（APS）是一种非炎性反应性自身免疫性疾病，其特征是反复发作的动脉和／或静脉血栓形成、血小板减少，伴抗磷脂抗体持续阳性。APS可分为原发性抗磷脂综合征和继发性抗磷脂综合征，其为儿童时期引起免疫性血栓形成的最常见病因。

抗磷脂综合征如何治疗?

对于原发性抗磷脂综合征(APS),治疗的目的主要是对症治疗、防治血栓。继发性 APS 的治疗除以下治疗外,尚需治疗原发病:

⚙ **一般治疗**:对症处理,防止血栓形成。

⚙ **抗凝治疗**

◎ 无症状的 aPL 抗体阳性者不需治疗。

◎ 对于单纯的静脉血栓患儿,应用华法林使国际标准化(凝血酶原时间)比值(INR)维持在 2~3 之间,但需要密切监测出血情况。

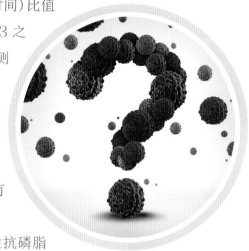

◎ 对于单纯动脉血栓患儿,应用华法林使 INR 保持为 3,急性期有可能需要外科干预。

◎ 对于灾难性抗磷脂

综合征患儿,应用华法林或低分子肝素、糖皮质激素、静脉用丙种球蛋白和／或血浆置换治疗。

※ **血小板减少的治疗**:对出现血栓而血小板 < 100×10^9/L 的患儿,抗凝治疗应慎重,血小板 <50×10^9/L 的患儿,可应用泼尼松联合大剂量丙种球蛋白静脉注射治疗,血小板上升后再予抗凝治疗。

※ **急性期治疗**:急性期动脉血栓可行取栓术。有手术禁忌证者可考虑溶栓。

※ **慢性期治疗**:以抗凝治疗为主,同时应治疗原发病。

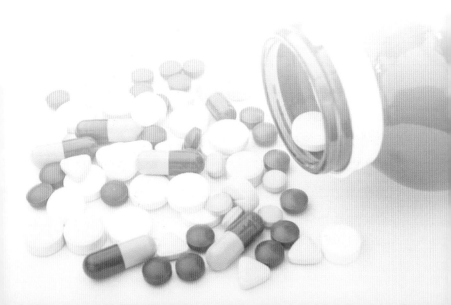

什么是复发性多软骨炎？

复发性多软骨炎是一种较少见的炎性破坏性疾病,以软骨组织复发性退化性炎症为主要特点。表现为耳、鼻、喉、气管、眼、关节、心脏瓣膜等器官及血管等结缔组织受累。其病因及发病机制目前仍不清楚,该病可与类风湿关节炎、系统性血管炎、系统性红斑狼疮以及其他结缔组织病并发。各年龄阶段均可发病,好发年龄为 30～60 岁,发病无性别倾向。发病初期常为急性炎症,经数周至数月好转以后,呈慢性反复发作。晚期可出现耳、鼻形态异常,嗅觉、视觉、听觉和前庭功能障碍。

复发性多软骨炎有哪些临床表现和并发症？

复发性多软骨炎病情活动期可有发热、局部疼痛、疲乏无力、体重减轻和食欲缺乏等。常见临床表现：耳软骨炎、鼻软骨炎、眼部病变（突眼、结膜炎、巩膜外层炎、葡萄膜炎等）、关节损害（关节炎、腱鞘炎、关节骨质破坏等）、呼吸系统病变（声音嘶哑、刺激性咳嗽、呼吸困难等）、心血管病变（心肌炎、心内膜炎等），其他方面可能伴有贫血、血小板减少、皮疹、网状青斑、头痛、血尿、蛋白尿等。

如何治疗复发性多软骨炎?

一般治疗包括:急性发作期应卧床休息,视病情给予流质饮食;保持呼吸道通畅;烦躁不安者可适当用镇静剂。

药物治疗通常需要在专业医师指导下住院或门诊治疗。包括非甾体抗炎药(参照类风湿关节炎用药);糖皮质激素(对有喉、气管及支气管、眼、内耳等症状的急性重症患儿,可大剂量静脉应用糖皮质激素);免疫抑制剂(环磷酰胺、甲氨蝶呤、硫唑嘌呤等)、氨苯砜在人体内可抑制补体的激活和淋巴细胞转化,也能抑制病情;对症治疗包括:眼局部适当应用激素眼药点眼;对气管软骨塌陷引起重度呼吸困难的患儿,应立即住院行气管切开,给予支持治疗。

什么是脂膜炎？

人体的皮下脂肪由脂肪细胞所构成的脂肪小叶以及各小叶间隔之间的结缔组织组成。因此简单理解的脂膜炎即为上述结构发生不明原因的非化脓性的炎性反应进而出现一系列的

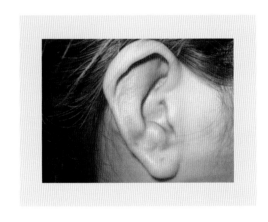

相关临床综合征。按炎症的主要发生部位可将脂膜炎分为小叶性脂膜炎及间隔性脂膜炎两大类。临床常表现为发热、关节痛、皮下硬红斑块或皮下结节等，严重者可以累及全身各个脏器，出现消化系统、呼吸系统、泌尿系统等功能异常。

结节性脂膜炎有什么临床表现?

结节性脂膜炎的主要临床特点包括:

🌻 好发于青壮年女性;以反复出现且成批出现的皮下结节为特征。

🌻 结节有疼痛感和明显的触痛感,结节消退后局部皮肤出现不同程度的凹陷和色素沉着。

🌻 通常还伴有发热、关节痛与肌肉痛等全身症状。

🌻 当该病侵犯内脏脂肪组织时,因为累及的部位不同可以出现不同的临床症状,其中内脏受累广泛的患儿,可以出现多个脏器功能衰竭、大出血或并发感染。

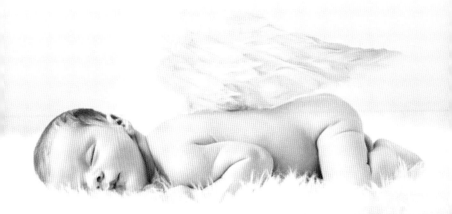

什么是高尿酸血症?

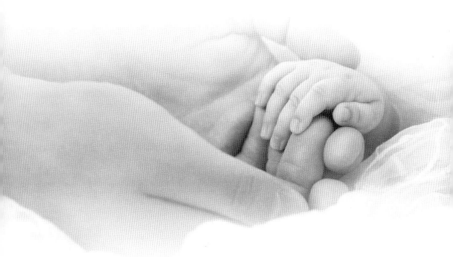

高尿酸血症是一种慢性代谢性疾病,目前临床上分为原发性高尿酸血症和继发性高尿酸血症。国际上将血尿酸水平男性 >420μmol/L(7.0mg/dl)、女 >357μmol/L(6.0mg/dl)定义为高尿酸血症。尚未发作痛风的高尿酸血症称为无症状高尿酸血症。

什么是痛风?

痛风是一种由于单钠尿酸盐沉积所致的关节病,与嘌呤代谢紊乱及／或尿酸排泄减少所致的高尿酸血症直接相关,属于代谢性风湿病范畴,按照病因不同分为原发性痛风和继发性痛风两类。一般所说的"痛风"特指急性发作的、具有典型临床特征的关节炎和慢性痛风石性疾病,可并发肾脏病变,重者可出现关节破坏、肾功能受损,也常伴发代谢综合征的表现,如腹型肥胖、高脂血症、高血压、2型糖尿病以及心血管疾病。

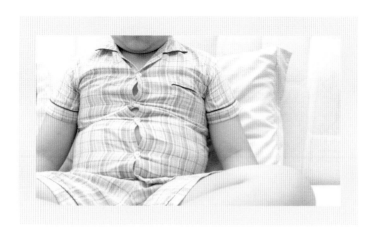

痛风如何诊断?

痛风的诊断要点为:

⚙ **急性痛风性关节炎**:是痛风的主要临床表现,表现为反复发作的急性关节炎、无症状的间歇期、高尿酸血症,对秋水仙碱治疗有效,然而也有不典型起病者,诊断依赖实验室及病理检查。

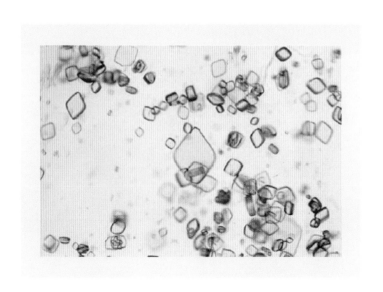

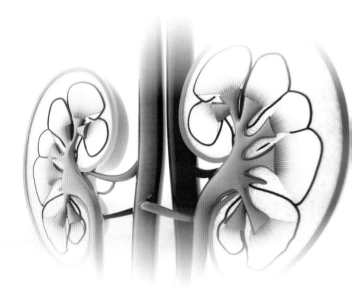

⚙ **间歇期痛风**：此期为反复痛风症状急性发作之间的缓解状态，通常无明显关节症状，因此间歇期的诊断有赖于既往急性痛风性关节炎反复发作的病史及高尿酸血症。

⚙ **慢性期痛风**：皮下痛风石多于首次发作10年以上出现，是慢性期标志。

⚙ **肾脏病变**：慢性尿酸盐肾病可有夜尿增多，出现尿常规检查异常，甚至有肾功能不全症状。

高尿酸血症和痛风如何治疗？

两者的治疗原则：

⚙ 迅速而有效地缓解和消除急性发作症状。

⚙ 预防急性关节炎复发。

⚙ 纠正高尿酸血症，促使组织中沉积的尿酸盐晶体溶解，并防止新的晶体形成，从而逆转和治愈痛风。

⚙ 治疗其他伴发的相关疾病。

减少嘌呤类食物摄入、适当增加饮水量、控制体重是治疗高尿酸血症和痛风的前提。口服药包括减少尿酸生成的药（别嘌醇）、增加尿酸排泄的药（丙磺舒、苯磺唑酮等）、糖皮质激素、非甾体抗炎药、秋水仙碱，这些均为目前应用较为广泛的口服药物。

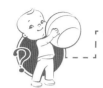

什么是自身炎症性疾病？

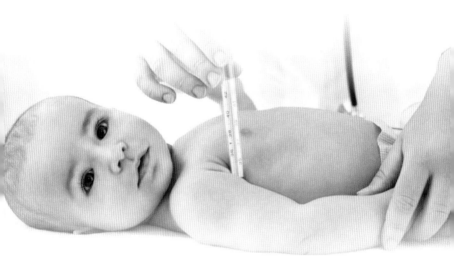

　　自身炎症性疾病又名自身炎症发热综合征或遗传性周期发热综合征，是一组遗传性、复发性、炎症性疾病的总称。本组疾病一般在儿童期早期起病，具有下列共同特征：

　　🌼 复发性和周期性发热。

　　🌼 发热持续时间大多相同，少则 2~8 天，多则 2~4 周，比一般的原因不明发热时间短。

✿ 多系统炎症(滑膜、浆膜及眼、皮肤等炎症表现)。

✿ 部分疾病有自限性。

✿ 实验检查中急性期反应物显著升高,但始终查不到感染性病原,迄今也未查到任何自身免疫疾病的特征。

✿ 在无症状间歇期患儿可完全正常。

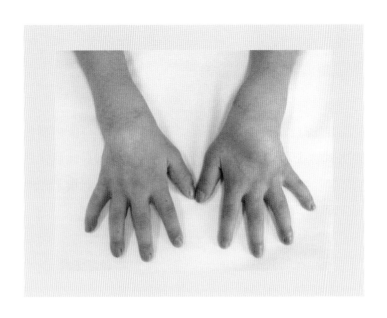

自身炎症性疾病包括哪些疾病？

常见自身炎症性疾病包括：

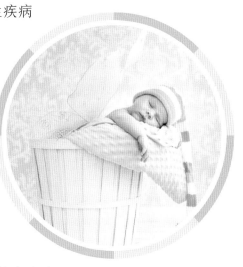

🌼 家族性地中海热、甲羟戊酸激酶缺乏 / 高 IgD 伴周期性发热综合征。

🌼 TNF 受体相关性周期性发热综合征。

🌼 家族性寒冷性自身炎症性综合征。

🌼 新生儿起病的多系统炎性疾病 / 慢性婴儿神经皮肤关节综合征。

🌼 Blau 综合征 / 儿童肉芽肿性关节炎。

🌼 Majeed 综合征、蛋白酶体相关的自身炎症反应综合征等。

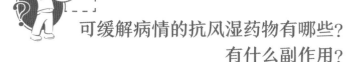

可缓解病情的抗风湿药物有哪些?
有什么副作用?

此类药物也通常被认为是治疗风湿性疾病的二线药物,因为应用这类药物至出现临床疗效之间所需时间较长,故又称慢作用抗风湿药。常用药物包括甲氨蝶呤、羟氯喹、柳氮磺胺吡啶、来氟米特等。不同药物常见不良反应不同,包括恶心、呕吐、腹痛、腹泻、肝功能损害、视野受损、增加被感染机会等。

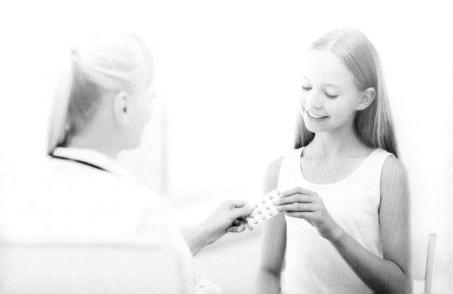

静脉注射丙种球蛋白
为什么能治疗风湿病？

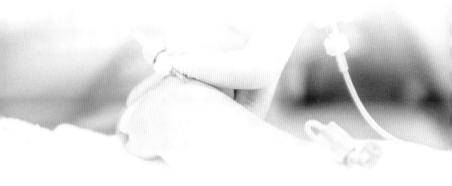

静脉注射丙种球蛋白的作用机制为：

🌼 中和抗体，减少因显著自身免疫反应而产生的大量免疫球蛋白。

🌼 中和细胞因子并降低其生成，减少炎性介质的致病性。

🌼 中和补体、细菌毒素及病毒，减少补体、免疫复合物的异常沉积。

🌼 与单核 - 巨噬细胞 Fc 受体结合，降低其生物活性，降低炎症反应程度。

风湿病会合并肺动脉高压吗？
如何治疗？

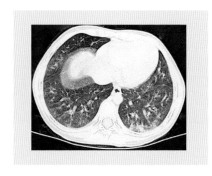

几乎所有的风湿病均合并肺动脉高压,主要有干燥综合征、混合结缔组织病和系统性红斑狼疮。风湿病引起肺动脉高压的原因:大部分原因不明,可能与肺间质病变、血管栓塞或原位血栓、心脏病变有关。这类肺动脉高压的治疗包括三个方面:基础病的治疗、一般处理和肺动脉高压的治疗。药物治疗包括抗凝、利尿、强心、钙通道阻滞剂,目前,前列环素(PGIS)、内皮素受体拮抗剂(ET-1)、磷酸二酯酶抑制剂(PDE-5)逐渐被应用到肺动脉高压的治疗方案中。此外,生长因子、血小板衍生因子(PGF)、成纤维细胞生长因子(b-FGF)、上皮生长因子、血管活性肠肽、基因治疗等方法也正在研究之中。

治疗风湿病的生物制剂有哪些?

　　抗风湿性疾病的生物制剂是一种针对并干扰疾病机制中某单一成分的靶向治疗。治疗风湿病的生物制剂种类较多,包括肿瘤坏死因子拮抗剂、白介素 -1 拮抗剂、白介素 -6 拮抗剂及抗 CD20 单抗等。其中儿科应用较广泛的是肿瘤坏死因子(TNFα)拮抗药,包括依那西普、阿达木单抗、英夫利西单抗。

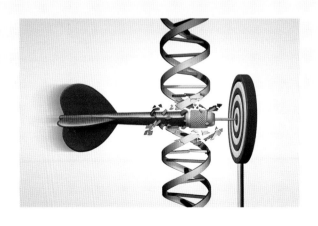

应用生物制剂有什么注意事项？

应用生物制剂的注意事项：

❁ 在使用过程中患儿如出现中重度感染,应及时停药并治疗感染。

❁ 应注意过敏反应的发生,包括血管性水肿、荨麻疹以及其他严重反应。

❁ 使用本品期间不可接种活疫苗。

❁ 治疗前要接受结核感染筛查(皮肤试验、胸部 X 线透视),对有结核感染者应首先抗结核治疗 1 个月,再考虑用本品治疗。

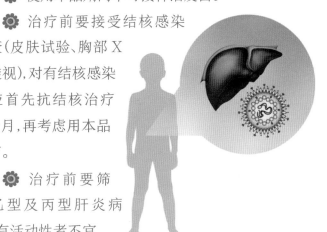

❁ 治疗前要筛查乙型及丙型肝炎病毒,有活动性者不宜应用本品。

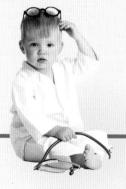

阅读笔记

55检